PUBLICATIONS DU *PROGRÈS MÉDICAL*

CLINIQUE MÉDICALE DE LA CHARITÉ
SUPPLÉANCE DE M. LE PROFESSEUR BOUILLAUD

LEÇONS CLINIQUES

SUR LES

MANIFESTATIONS CARDIAQUES

DE LA

FIÈVRE TYPHOÏDE

PAR

M. G. HAYEM

Agrégé de la Faculté de médecine de Paris, médecin des hôpitaux, etc.

RECUEILLIES PAR

BOUDET DE PÂRIS

Externe du service.

PARIS

Aux bureaux du PROGRÈS MÉDICAL | A. DUVAL, Libraire-Éditeur,
6, rue des Écoles, 6. | 6, rue des Écoles, 6.

1875

LEÇONS CLINIQUES

MANIFESTATIONS CARDIAQUES

FIÈVRE TYPHOÏDE

PUBLICATIONS DU *PROGRÈS MÉDICAL*

CLINIQUE MÉDICALE DE LA CHARITÉ

SUPPLÉANCE DE M. LE PROFESSEUR BOUILLAUD

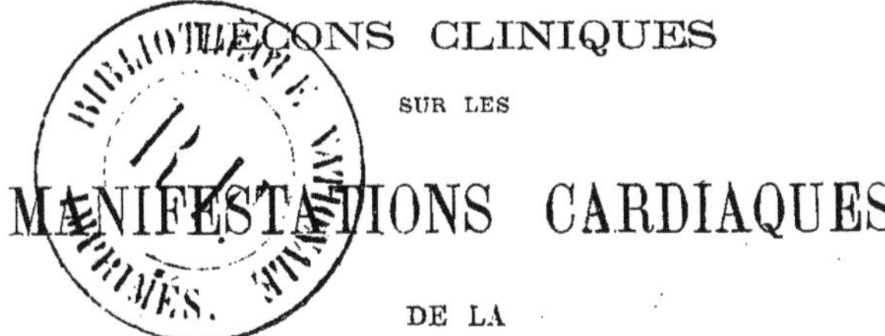

LEÇONS CLINIQUES

SUR LES

MANIFESTATIONS CARDIAQUES

DE LA

FIÈVRE TYPHOÏDE

PAR

M. G. HAYEM

Agrégé de la Faculté de médecine de Paris, médecin des hôpitaux, etc.

RECUEILLIES PAR

BOUDET DE PÂRIS

Externe du service.

PARIS

Aux bureaux du PROGRÈS MÉDICAL | A. DUVAL, Libraire-Éditeur,
6, rue des Ecoles, 6. | 6, rue des Ecoles, 6.

1875

PREMIÈRE LEÇON.

Messieurs,

Vous aurez souvent l'occasion dans le cours de votre pratique de donner des soins à des malades atteints de fièvre typhoïde. Dans des circonstances malheureusement assez fréquentes, vous serez en présence de phénomènes d'une haute gravité. Vous constaterez chez vos malades une faiblesse plus ou moins grande du pouls, une congestion cyanique de la face, et un refroidissement des extrémités.

En présence de ces signes qui se montreront surtout dans la forme ataxo-adynamique, vous porterez un pronostic fatal qui souvent se réalisera. D'autres fois, au contraire, la maladie vous offrira un tableau moins alarmant et vous paraîtra bénigne ; elle suivra un cours régulier, vous annoncerez la convalescence, ou bien même celle-ci étant commencée, vous compterez sur la guérison, et, tout-à-coup, sans que rien ait pu vous le faire présager, votre malade succombera dans une syncope. Dans ces deux cas, si opposés en apparence, la mort sera la conséquence de troubles cardiaques.

Vous voyez donc de quelle importance est pour le clinicien l'étude des manifestations cardiaques de la fièvre typhoïde. C'est sur ce point que je désire attirer votre attention.

Les phénomènes qu'on observe du côté du cœur dans cette maladie sont d'ailleurs extrêmement fréquents. La mort, heureusement, n'en est pas toujours la conséquence et, bien souvent, vous les observerez dans les formes bénignes.

Vous pouvez étudier, en ce moment, un exemple de ce genre, chez le malade du nº 16 (bis) de la salle Saint-Jean-de-Dieu.

C'est un jeune médecin de Berne, âgé de 23 ans. Il quitta la Suisse dans les premiers jours de septembre pour terminer ses études en visitant les facultés françaises.

Il se dirigea d'abord vers Lyon. A cette époque régnait dans cette ville une épidémie de fièvre typhoïde, et ce jeune confrère se trouvait dans les conditions de déplacement et de fatigues physiques qui sont si favorables au développement de cette affection. Aussi, dès le 15 octobre, il est pris d'une céphalalgie frontale intense et en même temps de frissons répétés, de courbature générale.

Au bout de quelques jours, les symptômes s'aggravant, il prend une purgation saline, et malgré une diarrhée assez intense, il continue son voyage vers Paris, où il arrive vers le 8ᵉ jour de la maladie. Toutefois, il a encore assez de forces pour gagner à pied son hôtel, et ce n'est que le 31 octobre qu'il se décide à entrer à l'hôpital.

C'est un jeune homme blond, d'une taille moyenne et d'une constitution assez chétive ; mais il est habituellement bien portant. Le 1ᵉʳ novembre, il était pâle, amaigri et profondément affaissé ; sa physionomie offrait une certaine hébétude, ses réponses étaient lentes et l'ouïe semblait obscurcie. La fièvre cependant était peu vive ; le thermomètre ne marquait que 37°,8 dans l'aisselle, le pouls était mou, dépressible et battait 100 fois par minute. On trouvait tous les signes d'une fièvre typhoïde légère, arrivée au dix-septième jour de son évolution : bouche un peu sèche, langue rouge sur les bords et à la pointe, blanche au centre, un peu trémulante ainsi que les lèvres ; appétit nul, soif vive, ballonnement léger, sans gargouillement ; mais diarrhée liquide, abondante. Le malade avait eu dix à douze selles dans la nuit. On pouvait observer, de plus, quelques taches rosées lenticulaires peu nettes, disséminées sur le tronc et l'abdomen.

Du côté des poumons, l'auscultation et la percussion ne révélaient que des signes négatifs.

Il n'en était pas de même au niveau du cœur. Il n'y avait pas de modification importante dans la force des contractions cardiaques, pas d'augmentation de la matité ; mais à l'auscultation, on entendait un bruit de souffle systolique, assez rude et intense, ayant son maximum à la pointe et en dedans du mamelon et se prolongeant en s'affaiblissant jusqu'à la base.

Les jours suivants la maladie a évolué d'une manière très-simple ; la diarrhée qui fatiguait beaucoup le malade a cessé le 2 novembre, la température est restée constamment peu élevée ; elle n'a jamais dépassé 38°,8 ; le matin elle était de 37° et le soir de 38° ou 38°,2. L'état général s'est maintenu constamment en rapport avec cette marche de la température. Cependant le bruit de souffle de la région cardiaque a persisté avec la même intensité et la même rudesse et, le 5 novembre, vous avez pu constater qu'on entendait également un souffle doux, systolique, dans les vaisseaux du cou.

Le 6, la défervescence s'est nettement accentuée ; la température qui était de 37° le matin, comme les jours précédents, n'a monté le soir qu'à 37°, 2.

Le sommeil était revenu, la physionomie avait pris un aspect plus éveillé et plus intelligent. Du côté du cœur, on constatait que le maximum du bruit du souffle avait une

tendance à se déplacer vers la droite, on l'entendait au niveau du sternum.

Malgré ces phénomènes cardiaques la défervescence s'est
faite sans aucun accident et aujourd'hui (12 nov.), sixième
jour de la défervescence, la température ne marque dans
l'aisselle que 36°. Le malade mange une portion depuis le 7
et, bien qu'il soit encore pâle et amaigri, il ne tardera pas,
nous pouvons l'espérer, à reprendre ses forces et à se lever.

On peut encore, malgré ce bon état général, entendre
un bruit de souffle assez rude dans la région cardiaque. Le
maximum de ce bruit anomal siége vers le milieu du sternum ; de là, il se prolonge vers la base et vers la pointe ;
de même le bruit de souffle systolique du côté des vaisseaux du cou persiste. Les contractions cardiaques sont
un peu plus fortes que les jours précédents ; mais elles sont
encore notablement affaiblies et le pouls reste mou, presque filiforme et dépressible. Les tracés sphygmographiques,
que je mets sous vos yeux et qui ont été pris au moment
de la défervescence, offrent des caractères particuliers. Le
levier du sphygmographe a été à peine soulevé de 2 à 3 millimètres, et la ligne de descente présente les petites si-
nuosités qui constituent le polycrotisme.

Vous avez pu observer, il y a quelques jours, des symptômes cardiaques analogues chez un jeune homme de 19
ans, qui est sorti guéri avant-hier et qui était couché au
n° 22 (salle Saint-Jean-de-Dieu).

C'était un garçon robuste, malade pour la première fois
et qui, au moment de son entrée à l'hôpital, le 19 novembre
1874, était arrivé au huitième jour d'une fièvre typhoïde
d'une intensité moyenne. Le onzième jour de la maladie
(23 octobre), nous avons noté chez lui pour la première fois
un souffle systolique assez rude, dont le maximum était
à la pointe au niveau du mamelon. Il n'existait ni frémis-
sement cataire, ni augmentation de la matité transversale,
et le choc précordial n'était nullement affaibli.

Les jours suivants, ce bruit de souffle a persisté et s'est
accompagné d'un dédoublement très-net du second temps,
à la base. Néanmoins, la maladie a suivi son cours régulier.

Du côté des poumons, il n'a existé que des signes de congestion et de catarrhe peu intenses, et rien de particulier du côté de l'encéphale. Le vingtième jour de la maladie, le souffle systolique de la pointe était difficile à entendre et le lendemain il avait totalement disparu. Cette disparition a coïncidé très-exactement avec une chute de la température de 39°, 4 à 37°, 6, c'est-à-dire avec la défervescence.

La convalescence a été assez rapide ; mais le malade, tout en s'améliorant, était devenu pâle et il présentait, jusqu'au moment où il a quitté le service, tous les signes de l'aglobulie : décoloration de la peau et des muqueuses, bruit de souffle doux à la base du cœur et souffle continu et musical dans les vaisseaux du cou. Notez bien ce fait, que c'est au moment où le souffle intense et un peu rude de la pointe a disparu et que la défervescence s'est accentuée, que sont survenus les signes de l'aglobulie.

J'appelerai encore votre attention sur la malade qui est couchée au n° 17 de la salle Sainte-Madeleine. C'est une femme de 23 ans, petite, chétive, et qui est entrée à l'hôpital il y a 3 jours, soit le 9 novembre.

Dès notre premier examen nous avons reconnu chez elle tous les symptômes d'une fièvre typhoïde d'intensité moyenne, arrivée au dixième jour environ de son évolution. Peu souffrante pendant les premiers jours, la malade ne gardait le lit que depuis 2 jours. Elle offrait tous les symptômes classiques de la forme dite abdominale, et, entre autres phénomènes caractéristiques, on constatait une diarrhée intense, du ballonnement du ventre, une sensibilité assez vive dans la fosse iliaque, mais pas de gargouillement; on trouvait de plus quelques taches rosées lenticulaires peu nombreuses et encore peu nettes sur la paroi abdominale.

Dans ce cas encore j'ai pu vous faire remarquer des phénomènes cardiaques analogues à ceux qui se sont montrés chez les deux malades précédents, et en examinant cette malade avec un peu d'attention, il vous sera facile de les étudier. Ils consistent surtout dans la présence d'un bruit de souffle très-net, couvrant le premier temps et ayant son maximum d'intensité à la pointe. C'est un souffle bref, mais un peu rude, ayant les mêmes caractères que celui d'une endocardite aiguë. Après avoir constaté l'existence de ce bruit anomal, si vous placez le stéthoscope à la base du cœur, vous entendrez un souffle plus faible et plus doux ; vous pourrez noter également dans les vaisseaux un souffle systolique intermittent. Ces derniers signes se rattachent à l'anémie qui sans doute ici existait avant l'explosion de la maladie.

Voilà donc trois malades chez lesquels dans le cours d'une fièvre typhoïde à forme commune, un examen attentif du cœur a démontré l'existence de symptômes particuliers. Pour comprendre la valeur et la signification de ces manifestations cardiaques, permettez-moi d'essayer de vous tracer le tableau des divers troubles circulatoires qu'on rencontre dans les cas analogues.

C'est là un point encore peu connu de l'histoire de la fièvre typhoïde et, pour en faire l'étude, nous allons passer en revue successivement les trois stades classïques de la maladie et indiquer les signes par lesquels se manifestent les troubles cardiaques à chacune de ces époques.

— Pendant le premier septénaire, alors que l'excitation fébrile est très-grande, et que le tracé thermique indique des oscillations ascendantes, les battements du cœur sont forts et bien frappés ; la pointe bat à sa place normale ; la région précordiale n'offre rien de spécial ; cependant chez les personnes maigres on peut facilement y observer une ondulation plus ou moins étendue. Le pouls est large, régulier et dicrote. Si vous prenez à ce moment le tracé sphygmographique, vous obtenez le type du pouls fébrile. Il est caractérisé par une ligne d'ascension brusque, élevée, et par un dicrotisme plus ou moins net.

—Dans le cours ou à la fin du deuxième septénaire, il survient, chez un certain nombre de malades, un bruit de souffle au premier temps. C'est précisément ce qui s'est produit chez les malades que nous étudions. Ce bruit de souffle au moment de son apparition peut être doux et peu intense. Son maximum siége à la pointe, dans le voisinage du mamelon.; mais il se prolonge jusqu'à la base en s'affaiblissant. Souvent ce bruit systolique a, d'emblée, l'intensité et la rudesse des souffles organiques, ou bien d'abord peu intense, il s'accentue rapidement et pourrait faire croire à une endocardite. D'ailleurs, il peut varier d'intensité d'un jour à l'autre, ou même se modifier plus ou moins par un changement dans la position des malades, lorsqu'on les ausculte alternativement assis et couchés. C'est également dans le cours du second septénaire, qu'avec ou sans production d'un souffle au premier temps, on voit survenir un dédoublement du second temps dont le maximum de netteté siége à la base, à la naissance des gros vaisseaux.

Dans un certain nombre de cas, malgré ces phénomènes stéthoscopiques, les contractions cardiaques restent énergiques et régulières ; ou bien on note seulement un affaiblissement léger de la contraction ventriculaire. Mais chez d'autres malades, cet affaiblissement du choc précordial devient le phénomène prédominant et le rhythme cardiaque peut présenter quelques irrégularités. Ces derniers symptômes appartiennent plus spécialement au troisième septénaire.

L'étude du pouls faite pendant le cours de la seconde semaine, nous permet aussi de remarquer quelques particularités intéressantes. Le battement artériel devient plus nettement dicrote; mais, aussi il est plus dépressible. Dans les tracés sphygmographiques, on remarque une ligne verticale, brusque, plus élevée encore que dans le stade précédent et chez quelques malades on obtient quelques irrégularités dans la longueur des pulsations ou même de véritables intermittences. Vous pouvez lire dans Chomel (*Traité de la fièvre typhoïde*), l'observation d'un malade qui présentait des intermittences du pouls dans le cours de la seconde semaine et qui est mort de syncope. Depuis, on a observé bon nombre de faits semblables. Pendant ce même stade, l'auscultation des vaisseaux du cou fait entendre souvent un souffle doux et systolique.

C'est à la fin de la seconde semaine ou au commencement de la troisième que s'observent le plus grand nombre de signes du côté de l'appareil circulatoire, soit parce que de nouveaux symptômes apparaissent, soit parce que les signes existant déjà depuis plusieurs jours acquièrent une plus grande intensité. Les phénomènes peuvent être variables ; mais ceux qui se rencontrent le plus souvent et qu'on peut considérer comme appartenant en propre à ce stade de la maladie sont ceux qui révèlent un affaiblissement plus ou moins considérable des contractions cardiaques.

En appliquant la main sur la région du cœur, on sent à peine un léger choc au moment de la systole ventriculaire ; quelquefois même, il est impossible de reconnaître par la palpation l'impulsion cardiaque. Chez les malades maigres la paroi pectorale, au lieu d'être nettement soulevée à chaque contraction en un point limité, est devenue le siége d'une ondulation très-étendue. Cet affaiblissement du choc coïncide avec l'assourdissement du premier bruit du cœur. Le second bruit conserve au contraire ses caractères normaux. Cependant il peut aussi perdre de sa netteté et souvent il est dédoublé. Quand le souffle systolique s'est montré les jours précédents, il est rare qu'il ne subisse pas une certaine modification sous l'influence de cette faiblesse de la contraction ventriculaire. Lorsqu'il persiste, il est en général moins intense et, dans les cas où l'affaiblissement du cœur est considérable, il disparaît complétement.

D'après Stokes, il existerait dans le typhus pétéchial un affaiblissement du cœur analogue et, dans les cas graves, cet habile clinicien a constaté la disparition complète du premier bruit. Dans les faits de fièvre typhoïde que j'ai observés, le premier bruit du cœur quelqu'affaibli qu'il fût, n'a jamais complétement disparu.

Quand on examine chaque jour les malades au point de vue qui nous occupe, on voit que l'affaiblissement extrême dont nous parlons survient presque toujours lentement, progressivement. Mais il n'en est pas toujours ainsi, et chez quelques malades ces signes d'affaiblissement cardiaque se montrent tout-à-coup, alors qu'aucun trouble ne s'était encore révélé du côté du cœur, et ils s'accentuent rapidement.

Vous observerez peu d'exemples de fièvre typhoïde sans noter l'apparition dans le cours du troisième septénaire d'un affaiblissement plus ou moins marqué du cœur. C'est donc là unfait d'une grande importance et il se révèlera non-seulement par l'examen de la région précordiale, mais encore par celui du pouls.

En effet, les modifications des pulsations artérielles que je viens de vous signaler comme se produisant quelquefois dès la seconde semaine, se montrent plus souvent encore dans la troisième.

Il est facile de comprendre qu'à une contraction affaiblie du cœur doit correspondre une pulsation artérielle faible. Cependant, ne croyez pas qu'on trouve toujours un pouls petit, filiforme. Le plus souvent, au contraire, vous constaterez précisément l'inverse.

Ainsi que je vous l'ai déjà indiqué à propos des signes appartenant au deuxième septénaire, les pulsations sont amples, mais dicrotes et dépressibles.

Malgré l'ampleur considérable qu'elle acquiert à chaque battement, l'artère s'écrase facilement sous le doigt et il en est de même lorsqu'on applique le sphygmographe. En comprimant très-modérément l'artère on obtient un tracé très-élevé qui s'affaisse dès que la pression du ressort devient plus grande.

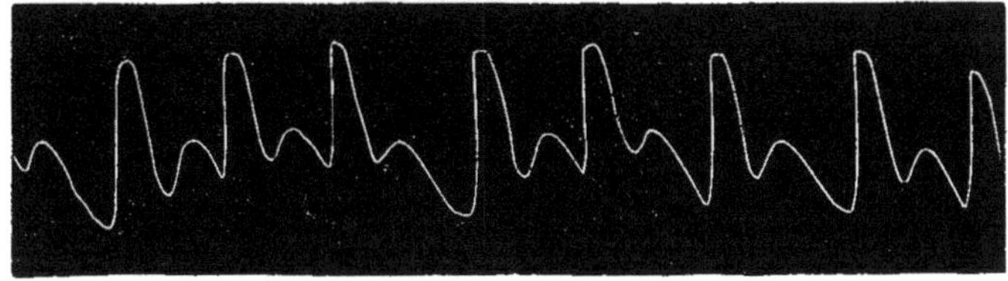

Fig. 1. — Myocardite — 21e jour — quelques heures avant la mort.

Outre les pulsations amples et dicrotes, telles que celles dont je vous montre le tracé (fig. 1), on observe plus souvent encore que pendant la seconde semaine des intermittences du pouls.

Ces intermittences se succèdent presque toujours à des intervalles réguliers. Vous pouvez voir, sur les tracés qui sont sous vos yeux, qu'elles se montrent régulièrement toutes les trois ou toutes les qnatre pulsations. Tels sont les rhythmes les plus fréquents de ces irrégularités (Fig. 1, 2, 3, 4)

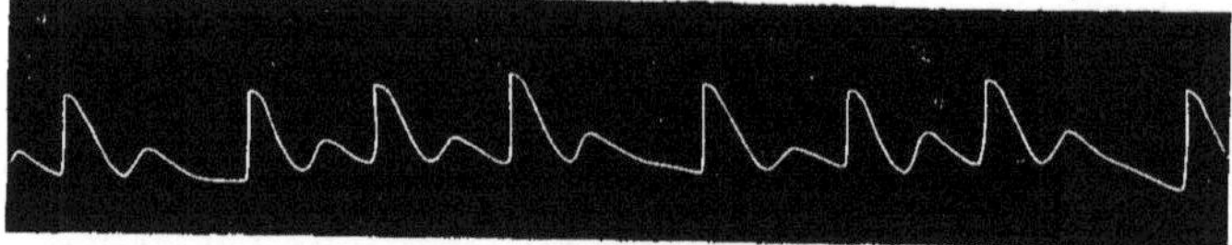

Fig. 2. — Myocardite — 20ᵉ jour — veille de la mort.

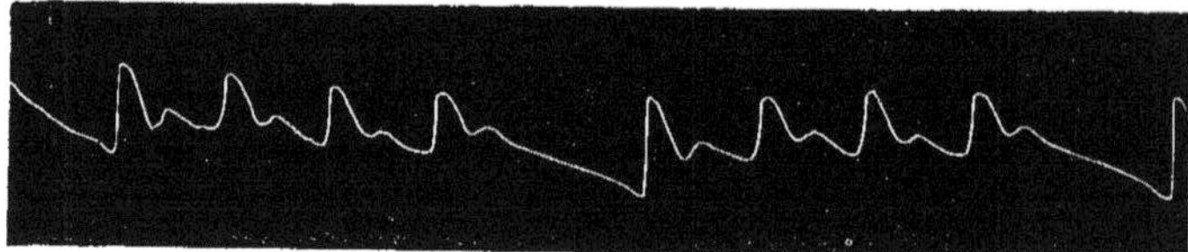

Fig. 3. — Myocardite — 19ᵉ jour — veille de la mort.

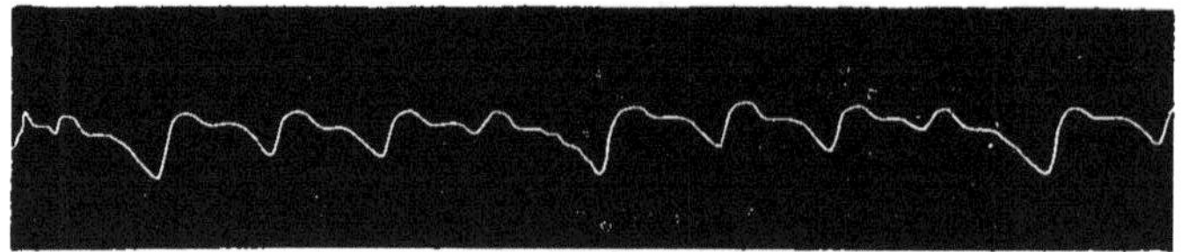

Fig. 4. — Myocardite — 16ᵉ jour — guérison.

Lorsque, malgré de semblables troubles circulatoires, la maladie touche à la période de défervescence, les symptômes que je viens de décrire ne tardent pas à se modifier.

Mais le retour à l'état normal est traînant, comme cette défervescence elle-même, et il est encore loin d'être complet au moment de la convalescence.

On peut observer diverses particularités. Dans les cas où il s'est produit un souffle systolique, on peut, comme chez notre malade du nº 21, Saint-Jean-de-Dieu, le voir disparaître tout-à-coup vers la fin de la maladie. Chez d'autres malades, le maximum du bruit du souffle se déplace.

Après avoir siégé bien nettement à la pointe, près du mamelon, il se porte à droite vers le sternum et tend peu à peu à remonter vers la base. En même temps ce souffle devient plus doux et prend d'une manière de plus en plus nette tous les caractères d'un souffle anémique. Telle a été l'évolution des phénomènes cardiaques chez le jeune médecin suisse couché au n° 16 bis. D'ailleurs, à cette époque, les malades offrent tous les signes de l'aglobulie.

Vous observerez cette anémie de la convalescence chez tous les malades sans exception et, dans quelques cas, elle se traduira par des signes aussi accentués que ceux de l'anémie chlorotique. Examinez, par exemple, outre les malades dont je viens de vous parler, les convalescents de fièvre typhoïde qui sont actuellement placés aux n°s 11 et 14 de la salle Saint-Jean-de-Dieu. On peut noter chez eux la décoloration de la peau et des muqueuses, un souffle doux, mais bien net à la base du cœur et un souffle intermittent dans les vaisseaux du cou ou même un souffle continu avec renforcement, un véritable bruit de diable.

Ce sont là d'ailleurs des phénomènes que vous retrouverez dans toutes les convalescences des maladies aiguës.

Lorsque les malades ont présenté surtout les signes de l'affaiblissement du cœur, on voit renaître avec la chute de la fièvre, des contractions plus énergiques ; le premier bruit du cœur reprend ses caractères normaux, le dédoublement du second temps cesse lorsqu'il s'était manifesté. Mais ce rétablissement de l'état primitif ne s'accomplit pas en un jour ; il se fait, au contraire, avec lenteur et suit très-exactement la marche de la convalescence elle-même.

L'étude du pouls présente encore ici un grand intérêt.

Le dicrotisme et le développement ample des pulsations disparaissent. Le pouls devient assez rapidement petit, quelquefois même filiforme. Sur les tracés sphymographiques, on ne retrouve plus la ligne verticale et souvent si élevée de la période fébrile ; le levier à péine soulevé de quelques millimètres retombe en traçant une ligne tremblée ; au dicrotisme a succédé le bidicrotisme ou le polycrotisme.

Très-souvent aussi on observe sur les tracés des inter-mittences qui correspondent à des faux pas du cœur ou à de véritables pauses. Ces intermittences sont plus fréquen-tes et en général moins régulières dans leur rhythme que celles de la période fébrile. Elles n'ont rien de spécial à la fièvre typhoïde. Vous les retrouverez, ainsi que l'a fait voir notamment M. Lorain dans son remarquable *Traité du pouls*, dans la convalescence de la plupart des maladies aiguës.

Enfin, pour ne rien oublier, je vous ferai remarquer que les convalescents de fièvre typhoïde ressentent souvent, comme tous les anémiques, des accès passagers de palpita-tions cardiaques, soit quand ils éprouvent la moindre émo-tion, soit lorsqu'ils recommencent à marcher d'un pas mal assuré et incertain.

— Les troubles cardiaques dont nous parlons passeraient complétement inaperçus sans un examen attentif du cœur et du pouls. Jamais les malades ne se plaignent d'une douleur dans la région précordiale et lorsqu'ils ont de la dyspnée, ce symptôme est toujours en rapport avec l'état de l'appareil respiratoire. Vous savez, d'ailleurs, qu'il en est de même dans la plupart des maladies du cœur et que dans le rhuma-tisme, par exemple, vous ne soupçonneriez pas l'existence d'une endocardite, même très-grave, si vous négligiez l'aus-cultation quotidienne du cœur dans cette maladie.

Les manifestations cardiaques de la fièvre typhoïde sont comme perdues dans un ensemble symptomatique com-plexe, plus ou moins grave ; elles veulent être recherchées et découvertes. Mais lorsque l'attention est éveillée sur ce point, après avoir reconnu la fréquence et l'intensité des troubles de la circulation centrale, il reste encore à exa-miner quels peuvent être les effets éloignés de cette car-diopathie.

Fort heureusement dans la plupart des cas, même lors-qu'il existe des symptômes cardiaques d'une grande netteté, la maladie suit son cours d'une manière régulière et la convalescence se fait normalement. Cependant l'affaiblissement du cœur n'est probablement pas étranger à certains troubles importants qu'on observe dans d'autres appareils.

Vous savez que la fièvre typhoïde s'accompagne invariablement de congestion pulmonaire et que souvent cette stase sanguine dans les vaisseaux du poumon devient intense et redoutable. Or, il est difficile de ne pas admettre un rapport étroit entre le défaut d'énergie du cœur et la réplétion des vaisseaux pulmonaires.

L'affaiblissement de la contraction ventriculaire n'est évidemment pas le seul élément à invoquer ici ; mais les faits cliniques, aussi bien que les données fournies par l'anatomie et la physiologie de l'appareil respiratoire, nous permettent d'affirmer l'importance considérable de cette cause.

Il est plus difficile de dire quelle part revient au cœur dans le développement des troubles du système nerveux central. La stupeur, l'assoupissement, le délire reconnaissent des causes trop multiples, dans la fièvre typhoïde, pour qu'il me soit possible d'indiquer les effets de l'affaiblissement cardiaque sur l'encéphale.

Chez certains malades, on observe du délire et des phénomènes nerveux très-accusés sans troubles cardiaques prononcés et, au contraire, chez d'autres, des phénomènes cardiaques graves se développent sans que le système nerveux en soit notablement impressionné.

Il existe, du reste, dans la fièvre typhoïde, des lésions quelquefois très-marquées des couches corticales, lésions qui expliquent mieux que ne pourrait le faire une cause éloignée, les symptômes cérébraux.

Outre les effets éloignés des troubles cardiaques, on peut encore voir survenir dans la fièvre typhoïde des accidents redoutables ou même mortels qui se rattachent encore, ainsi que j'espère vous le démontrer, à l'histoire des manifestations cardiaques.

J'attirerai tout d'abord votre attention sur ces faits de mort subite auxquels je faisais tout à l'heure allusion. Certains malades, dans des cas quelquefois peu graves en apparence, parvenus à une certaine époque de la maladie, souvent au moment de la défervescence ou au commencement de la convalescence, meurent brusquement ; ils sont comme foudroyés. Ils pâlissent, poussent un faible cri, on accourt et déjà ils sont morts. Quelques-uns même succombent sans proférer une seule plainte ; ils tombent à la renverse comme dans une syncope et ne donnent plus signe de vie ; on les quitte un instant, sans avoir sur leur état la moindre préoccupation, on revient immédiatement et on les retrouve inanimés. Quand on assiste à cette mort soudaine on constate chez quelques malades, au moment de la perte de connaissance, de légers mouvements convulsifs dans la face ou les membres supérieurs, ou à la fois dans ces deux parties.

Ainsi que je vous l'ai dit, ces exemples de mort subite ne sont malheureusement pas très-rares ; la plupart d'entre eux ont été consignés dans la thèse très-intéressante de M. Dieulafoy (Paris 1869), et pour ma part j'en ai observé, depuis l'année 1868, une dizaine de cas.

Les malades succombent presque toujours dès la première syncope ; quelquefois, cependant, ils ne meurent qu'à la seconde ou à la troisième. Je ne connais qu'un seul exemple de survie à la suite d'une syncope complète et prolongée. Il appartient à la pratique de M. Kiener, de Montpellier, et il est rapporté dans la thèse d'un de ses élèves, M. Rémy Longuet (Paris, 1873).

Chez d'autres malades, l'affaiblissement cardiaque, que vous connaissez maintenant, devient extrême et l'on voit survenir, non plus une syncope mortelle, mais un état tout particulier, décrit par Wunderlich sous le nom de *collapsus*. Le choc précordial devient faible, presque insensible, le pouls filiforme ; les extrémités se cyanosent et se refroidissent. Le visage est terne, bleuâtre, grippé ; les yeux sont excavés, les lèvres et les pommettes sont bleuâtres, le nez est froid ; une sueur froide et visqueuse couvre les tempes. Le regard est fixe, sans expression, les paupières à demi-closes, la voix est faible , cassée , les mouvements lents et incertains, la prostration extrême.

En même temps la température est abaissée ; plus rarement elle est, au contraire, plus élevée, circonstance qu'il faut regarder avec Griesinger comme plus défavorable (1).

Cet état de collapsus est en général passager, il dure quelques heures et constitue ainsi une sorte d'accès qui, s'il ne se reproduit pas, peut n'avoir qu'une influence médiocre sur le cours et la terminaison de la maladie. Mais on peut observer encore des accès successifs plus ou moins nombreux et d'intensité variable.

Ces accidents appartiennent à la période d'état et à la fin de la maladie ; cependant, dans des cas très-graves Griesinger a noté dès la première semaine des accès de collapsus alternant avec les exacerbations fébriles.

Lorsque l'état de collapsus entraîne la mort des malades, ceux-ci succombent en général par asphyxie lente. J'ai observé plusieurs cas de ce genre. En voici un, entre autres, que j'ai recueilli en 1869, alors que j'étais interne chez mon maître, M. Tardieu.

La malade, âgée de 26 ans, d'une constitution extrêmement vigoureuse, était atteinte de fièvre typhoïde depuis environ 12 jours. Au moment de notre examen, elle était dans un état de collapsus complet et incapable de donner aucun renseignement.

Prostration considérable des forces, extrémités froides et cyanosées, pommettes et lèvres bleuâtres, face grippée, yeux profondément excavés, voix éteinte, rire sardonique et marmottement continuel, tels étaient les premiers signes que l'on constatait. Le pouls était petit, filiforme, extrêmement fréquent (150 p.), les contractions cardiaques étaient faibles. Le premier bruit du cœur n'avait pas disparu ; mais, les deux bruits se succédant à intervalles égaux et ayant à peu près le même timbre sourd, le rhythme cardiaque ressemblait à celui du cœur d'un fœtus. C'est là une particularité qui se trouve notée dans quelques-unes de mes observations.

Il était facile de se convaincre qu'il s'agissait bien d'une fièvre typhoïde, le ventre était ballonné et couvert de taches

____

(1) Infectionskrankheiten, 1864.

rosées lenticulaires en voie d'évolution. La malade laissait échapper des matières liquides abondantes. Les lèvres et les narines étaient fuligineuses, la langue était sèche, brunâtre. Dans la poitrine, on entendait de nombreux râles sibilants en avant et en arrière.

Cet état grave persista les jours suivants et la malade succomba par asphyxie progressive, trois jours après son entrée à l'hôpital. Jusqu'au dernier moment le pouls était resté très-fréquent, régulier, mais mou et filiforme ; les battements cardiaques, de plus en plus faibles, étaient devenus insensibles à la palpation deux jours avant la mort. A l'auscultation, les bruits étaient masqués par des râles très-abondants.

Chez quelques malades, les accès passagers de collapsus alternent avec des lipothymies ou des syncopes et dans ces circonstances la mort peut être brusque. La syncope mortelle survient tantôt pendant le collapsus, tantôt, au contraire, au moment d'une amélioration plus ou moins marquée.

Messieurs, cette description vous montre combien est complexe l'étude clinique des phénomènes symptomatiques que l'appareil circulatoire peut présenter dans la fièvre typhoïde. Nous avons reconnu d'une part des signes physiques évidents d'affection cardiaque, de l'autre des accidents graves, souvent mortels, qui consistent, soit dans des accès de collapsus avec affaiblissement extrême de la circulation, soit dans des lipothymies et des syncopes par arrêt du cœur.

Il nous faut maintenant chercher à établir la nature de cet état cardiaque et voir si ces divers phénomènes peuvent, sans conteste, lui être rattachés. Pour atteindre ce but, nous devons examiner tout d'abord ce qui ressort des études anatomo-pathologiques. Nous le ferons d'une manière très-succincte.

Les altérations cardiaques qu'on trouve dans ces cas, siègent dans le muscle lui-même, jamais dans les séreuses. On ne trouve ni endocardite, ni péricardite.

Cependant, Griesinger a constaté dans un cas de mort dans le collapsus, une endocardite végétante de la valvule mitrale; et il signale aussi la possibilité de rencontrer une péricardite. Ce sont là des lésions extrêmement rares.

Les altérations de la paroi sont, au contraire, très-fréquentes; mais elles n'existent pas toujours au même degré dans tous les cas de fièvre typhoïde. Jusqu'à présent je les ai toujours trouvées très-prononcées chez les malades morts dans le collapsus ou dans une syncope.

Le cœur conserve sa forme générale; quelquefois il est notablement atrophié. Le tissu charnu, examiné sur les coupes, est plus ou moins décoloré, d'une couleur jaune, feuille-morte, terne, et quelquefois il présente des stries ou des plaques rougeâtres. Sa consistance est rarement tout-à-fait normale; elle peut être augmentée, mais plus souvent encore elle est plus ou moins diminuée et, en même temps, on note une friabilité anomale. Le ramollissement général, très-accusé dans quelques cas, est de tous ces caractères celui qui avait attiré le plus l'attention des premiers observateurs. Il a été parfaitement décrit par Louis; Chomel et de Larroque l'ont également signalé.

Il m'a semblé que ce ramollissement pouvait être quelquefois une lésion cadavérique. En tout cas, on trouve souvent des altérations très-accusées lorsque le cœur est encore ferme ou même plus dur qu'à l'état normal.

Pour se rendre compte de ces altérations, il fallait l'intervention du microscope. C'est Hermann Stein (1861) qui nous a donné, sur ce point, les premiers renseignements. Depuis ont paru les travaux importants de Zenker, E. Wagner, E.-E. Hoffmann, etc.

Les principales modifications portent sur les fibres musculaires elles-mêmes. Elles consistent en une dégénérescence granulo-graisseuse, et souvent aussi en une dégénérescence spéciale, appelée dégénérescence vitreuse. On peut trouver ces modifications réparties inégalement en divers points de la même fibre et, à côté des fibres altérées, on voit presque toujours un grand nombre de fibres saines ou à peine modifiées. Ces altérations sont dissémi-

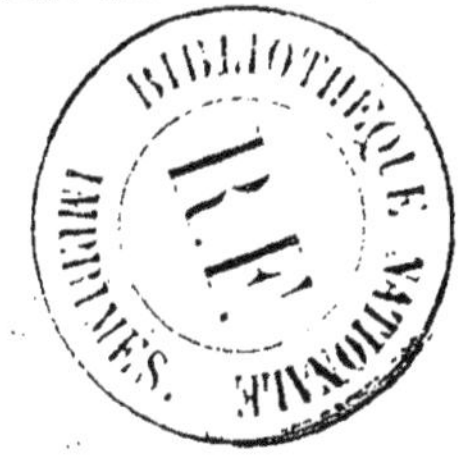

nées çà et là de la manière la plus irrégulière, et elles peuvent très-bien échapper à un examen superficiel. Pour les découvrir il faut examiner la paroi du cœur dans toute son épaisseur et à l'aide de coupes.

Outre les transformations du contenu strié, on observe une multiplication des noyaux musculaires et une tuméfaction plus ou moins marquée du protoplasma qui les entoure.

Le tissu interstitiel est également le siége d'altérations plus ou moins marquées et qui consistent essentiellement dans l'apparition d'un grand nombre d'éléments cellulaires nouveaux.

Les vaisseaux eux-mêmes peuvent être atteints. Outre une stase plus ou moins étendue dans les capillaires et quelquefois même une infiltration sanguine diffuse du tissu conjonctif, on peut noter une multiplication des éléments cellulaires de la tunique interne des petites artères, une véritable endartérite plus ou moins étendue. J'ai déjà observé un bon nombre de fois cette endartérite dans des cas de mort subite et, chez la malade morte dans le collapsus dont je vous ai résumé l'histoire, il existait une oblitération d'une branche importante de la coronaire antérieure et un infarctus hémorrhagique correspondant qui siégeait dans la cloison interventriculaire. Le cœur extrêmement ramolli était altéré à un degré considérable.

Ces études anatomiques établissent donc que les manifestations cardiaques de la fièvre typhoïde répondent à des lésions importantes. Nous trouvons là, en effet, tous les caractères d'un processus irritatif avec dégénérescence des éléments propres du tissu. On a désigné ces altérations du cœur sous le nom de cardite ou de myocardite. Pour ceux qui ne voudraient pas y reconnaître tous les caractères d'une véritable inflammation, l'expression de *dystrophie aiguë* ou de *dystrophie irritative* répondrait très-bien aux faits anatomiques observés.

DEUXIÈME LEÇON.

Sommaire. — Observations cliniques : exemple d'affaiblissement du cœur dans un cas de fièvre typhoïde à forme dite commune ; exemple d'un accès de collapsus avec abaissement de la température centrale.

Les altérations du cœur ne sont qu'une des localisations des lésions musculaires. — C'est une question de physiologie pathologique générale.

Maladies dans lesquelles on retrouve des altérations analogues et phénomènes cardiaques observés dans ces cas : typhus, variole, érysipèle, diphthérie, fièvres intermittentes graves.

Causes des altérations des muscles et du cœur.

Ces altérations peuvent prendre naissance sans qu'il y ait élévation de la température ; comme exemples : typhus ambulatorius, scorbut. — Origine dyscrasique de ces lésions. — Causes prédisposantes probables : génie épidémique, alimentation insuffisante, excès alcooliques.

Vous vous souvenez que, dans la leçon précédente, j'ai attiré votre attention sur les manifestations cardiaques de la fièvre typhoïde. Depuis cette époque, vous avez pu constater chez plusieurs de nos malades la plupart des particularités que je vous ai décrites. Avant d'aller plus loin dans l'examen des questions que nous avons soulevées, complétons notre étude clinique.

Je vous ai dit que les signes d'un affaiblissement du cœur se rencontrent très-souvent, même chez des malades atteints de fièvre typhoïde en apparence bénigne.

Le malade du n° 26 de la salle Saint-Jean-de-Dieu vous offre un exemple de ce genre.

C'est un homme de 31 ans, dessinateur, qui habite Paris depuis quatre ans seulement. Il est tombé malade, sans cause appréciable, vers le 6 novembre ; mais dans les grands centres de population, comme Paris, il est très-fréquent de voir la fièvre typhoïde frapper de préférence les individus qui, venus de la province, se trouvent ainsi placés

depuis quelque temps dans de nouvelles conditions hygiéniques, et dans un milieu où la maladie règne d'une manière endémique. Du 7 au 14 novembre, le malade éprouva
de la courbature, de la céphalalgie, de la fatigue.

Le 14, ces phénomènes devinrent plus marqués, il aban-
donna son travail et, ayant perdu complétement l'appétit,
il prit une purgation saline.

Cette purgation fut suivie d'une diarrhée assez intense,
et n'amena aucune amélioration dans l'état général. Le malade prit alors une nouvelle purgation le 17, et le 24 seulement, ne se remettant pas, il se présenta à la consultation
du bureau central. Bien que très-faible, il put faire à pied
le trajet du parvis Notre-Dame à la Charité, et, cependant,
dès son arrivée dans notre service, il était facile de se convaincre qu'il présentait tous les signes d'une fièvre typhoïde parvenue déjà au second septénaire.

Le malade accusait une céphalalgie très-intense, et il n'a-
vait pu venir à l'hôpital qu'en chancelant, en titubant; sa
physionomie était un peu hébétée, il éprouvait des étourdissements et ressentait une prostration considérable des
forces avec brisement des membres. La langue était rouge
sur les bords, au centre un peu sèche, l'appétit complète-
ment perdu ; le ventre était très-ballonné, douloureux à la
pression et surtout au niveau de la fosse iliaque où il existait un gargouillement très-net. Le malade se plaignait, en
outre, de coliques assez fortes et avait une diarrhée abondante.

Sur la peau de l'abdomen et du tronc on trouvait une
éruption assez confluente de taches rosées lenticulaires. Du
côté de l'appareil respiratoire, on constatait également des
signes importants ; le malade toussait depuis plusieurs
jours et avait une expectoration muqueuse et filante assez
abondante ; à l'auscultation, on entendait des deux côtés de
la poitrine, en avant et surtout en arrière, des râles sibilants
et ronflants.

Malgré cet ensemble symptomatique bien accentué, la
température était modérée ; la veille au soir le thermomètre n'avait indiqué que 38° dans l'aisselle, et au moment de

notre premier examen il marquait 38°,8. C'est probablement à cause de cette faible élévation de la température qu'arrivé déjà au 10° jour d'une fièvre typhoïde, le malade avait pu, comme dans les cas qui ont été décrits sous le nom de *typhus ambulatorius*, faire à pied une course assez longue. Il s'agissait bien évidemment d'un cas d'intensité moyenne, à forme dite commune. Cependant, il existait déjà du côté du cœur un phénomène important. Le choc précordial avait perdu de sa netteté et de sa force, et le premier bruit était assourdi, affaibli.

Depuis le 24 novembre, vous avez suivi ce malade avec moi, et vous avez pu voir que, peu marqué d'abord, l'affaiblissement cardiaque s'est accentué d'une manière progressive et assez rapide.

Il s'est révélé par une diminution de plus en plus prononcée du choc précordial qui n'était plus sensible le 28 et par un assourdissement extrême du premier bruit. De plus, le pouls est devenu faible et dépressible, et les tracés sphygmographiques ont montré quelques irrégularités. Malgré cette faiblesse du cœur, il ne s'est produit ni souffle au premier temps, ni dédoublement du second temps.

D'ailleurs, la marche de la maladie n'a offert rien d'anomal. Examinez la courbe de la température que je mets sous vos yeux, vous verrez que la plus haute température, celle du 26 novembre, ne dépasse pas 40°,4 ; les premières oscillations se sont faites à peu près entre 39° et 39°,5, et, depuis deux jours, nous sommes à la période des grandes oscillations, elles se font de 38°,2 à 39°,6.

Ce matin (3 déc.), vous ne constaterez, malgré l'affaiblissement persistant du cœur, aucun symptôme grave, et nous pouvons espérer que la terminaison sera favorable.

Rappelez-vous, toutefois, qu'on doit toujours porter dans la fièvre typhoïde un pronostic réservé, et l'étude des accidents qui se rattachent au cœur n'est point faite pour contredire ce précepte établi par nos maîtres.

— Parmi les phénomènes que je vous ai décrits, un des plus importants est le collapsus. La malade couchée au n° 17 de la salle Sainte-Madeleine, malade dont je vous

ai déjà parlé, vous en a offert un accès vers le 15ᵉ jour de
sa maladie.

Cette jeune femme, d'une constitution très-faible, est actuellement convalescente,et sa fièvre typhoïde n'a présenté
qu'une intensité moyenne. Mais vous vous souvenez qu'à
son arrivée à l'hôpital, soit le 12ᵉ jour de la maladie, nous
avions constaté déjà les signes d'un affaiblissement cardiaque assez prononcé.

Le 11 novembre (14ᵉ jour) la malade était très-souffrante ;
elle avait passé une nuit entière sans sommeil et se plaignait de céphalalgie intense, de vertiges et de surdité. Le

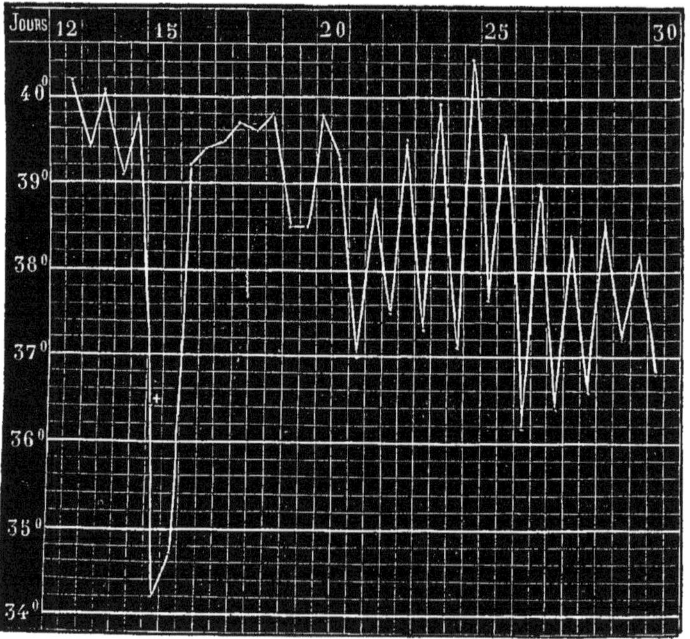

Fig. 5. — Température axillaire. + temp. rectale.

matin, la température était dans l'aisselle de 39°, 1 et le
soir de 39°, 8 (*Fig. 5*).

Le 12, à la visite, la malade était dans un état d'adynamie profonde ; elle se plaignait toujours de céphalalgie

très-intense ; la face était pâle et altérée, les extrémités froides, le pouls presque insensible. Placé dans l'aisselle, le thermomètre marquait 34°,2, et dans le rectum 36°,5. Les battements cardiaques n'étaient plus appréciables à la palpation ; à l'auscultation, on entendait un bruit de souffle rude, mais bref, dont le maximum était à la pointe. Vous vous rappelez que ce bruit anomal existait déjà avant l'apparition de ces phénomènes nouveaux, qui constituent un accès de collapsus avec abaissement de la température périphérique et même de la température centrale. L'exploration thermométrique a été faite avec beaucoup de soin par M. Chouppe, et vous pouvez considérer comme parfaitement précis le résultat que je viens de vous énoncer.

Pendant toute la journée du 12, la malade est restée très-affaissée, elle eut un vomissement d'ailleurs peu abondant, et à la visite du soir, la température de l'aisselle était de 34°,7. Le lendemain matin 13, cet accès de collapsus était terminé, la température axillaire était remontée à 39°,2, et à partir de ce moment, la maladie a suivi une marche à peu près régulière.

— Je vous ai dit quelles étaient dans les cas mortels les altérations du tissu musculaire du cœur. Nous allons aujourd'hui chercher à nous rendre compte de la cause organique de ces altérations.

La fièvre typhoïde est un type achevé de pyrexie infectieuse. Pendant la longue évolution morbide qui la caractérise, la nutrition générale est profondément troublée.

Tous les tissus placés dans des conditions anomales de nutrition intime sont atteints à un degré plus ou moins marqué, et parmi eux il n'y en a peut-être pas qui soit plus fréquemment et plus profondément lésé que le tissu musculaire.

La cause des altérations étant générale, les fibres du cœur n'échappent pas à ces transformations et, presque toujours, les muscles qui fatiguent le plus sont plus fortement atteints que les autres, tels sont, outre le cœur, les muscles de l'abdomen et des cuisses.

Dans ces points d'élection, il n'est pas rare de voir les

altérations prendre les caractères des lésions inflammatoires et ces foyers phlegmasiques, qui se rattachent à l'histoire des myosites symptomatiques, peuvent se compliquer de ruptures musculaires, de suffusions sanguines et de suppuration.

Les lésions du cœur dans la fièvre typhoïde ne constituent donc qu'une des localisations des altérations musculaires, et, au point de vue clinique, cette localisation est certainement la plus importante de toutes.

Mais la fièvre typhoïde n'est pas la seule maladie dans laquelle la nutrition générale, et particulièrement celle des muscles, est ainsi en souffrance. Le même fait se retrouve dans tout le groupe des maladies aiguës, dites infectieuses. Parmi ces maladies, je vous citerai surtout la variole, la scarlatine, la tuberculose miliaire aiguë, la diphthérie, l'érysipèle, les fièvres intermittentes graves, etc., dans lesquelles on observe des altérations des muscles et du cœur tout-à-fait analogues à celles de la fièvre typhoïde. Aussi les manifestations cardiaques de cette dernière maladie ne forment-elles qu'un des chapitres d'une question plus générale, soit celle des phénomènes cardiaques des maladies infectieuses.

Pour vous faire comprendre le point de vue plus large sous lequel se présente maintenant cette étude, examinons rapidement les travaux qui ont été faits sur l'état du cœur dans le cours de quelques-unes de ces maladies.

—Stokes (*Traité des maladies du cœur et de l'aorte*, traduction française par M. Sénac. 1864, p. 371 et suiv.) a décrit, ainsi que j'ai déjà eu l'occasion de vous le rappeler, l'affaiblissement du cœur qui survient souvent dans le typhus pétéchial.

Il a observé dans cette maladie l'affaiblissement du choc précordial, la faiblesse ou même l'absence du premier bruit du cœur, le dédoublement du second bruit. Ce sont là, vous le voyez, des signes cliniques analogues à ceux qu'on note dans quelques cas de fièvre typhoïde.

—Déjà, dans des recherches antérieures, j'ai fait voir que

dans la variole, les altérations musculaires, et par suite celles du cœur, sont fréquentes et presque identiques à celles de la fièvre typhoïde ; et j'ai indiqué, de plus, que les phénomènes cliniques qui en résultent sont les mêmes dans ces deux maladies. (*Etude sur les myosites symptomatiques. In Arch. de physiol.*, 1870.)

Mais c'est à MM. Desnos et Huchard (*Des complications cardiaques dans la variole et notamment de la myocardite varioleuse. Union médicale*, 1870-71) qu'on doit le premier travail clinique complet sur la myocardite varioleuse. Rapprochez de leur remarquable description le tableau des phénomènes cardiaques de la fièvre typhoïde, tel que je viens de vous le tracer, et vous constaterez des analogies évidentes. Nous devons en conclure que la myocardite n'est pas seulement une lésion anatomique distincte à tous égards de l'inflammation des séreuses voisines et qu'on doit encore, au point de vue clinique, lui reconnaître une symptomatologie propre, une évolution particulière, quelle que soit la maladie dans le cours de laquelle elle se manifeste.

Cependant, dans la variole, il existerait assez souvent des endocardites et des péricardites qui viendraient compliquer un peu l'interprétation des signes fournis par l'auscultation.

Tout récemment, M. Brouardel (*Arch. gén. de méd.* Déc., 1874) a montré qu'il peut survenir aussi des artérites varioleuses, particulièrement des aortites.

Mais il me paraît bien établi, et les faits que j'ai étudiés me permettent d'être très-affirmatif à cet égard, que dans la variole, de même que dans la fièvre typhoïde, c'est l'inflammation du myocarde qui occupe le premier rang.

En est-il de même dans l'érysipèle ?

— D'après MM. Jaccoud et Sevestre (Jaccoud. *Note sur les phlegmasies cardiaques liées à l'érysipèle de la face. Gaz. hebd.* 1873. — Sevestre. *Des manifestations cardiaques dans l'érysipèle de la face.* Th. Paris, 1874.) les signes assez fréquents d'inflammation qu'on observe du côté du cœur dans cette maladie se rapporteraient à des endocardites ou à des péricardites.

Remarquez toutefois que ces deux auteurs admettent également l'existence d'une myocardite, et l'on peut se demander s'ils n'accordent pas à cette lésion une part trop restreinte dans l'interprétation des phénomènes cliniques qu'ils ont observés.

Vous savez déjà, en effet, qu'un des principaux signes de la myocardite dans la fièvre typhoïde consiste dans l'apparition d'un souffle au premier temps. Ce signe est également celui qu'on retrouve le plus souvent dans la myocardite varioleuse. Lorsque, dans le cours d'un érysipèle de la face, il survient, comme dans quelques-unes des observations rapportées par MM. Jaccoud et Sevestre, un souffle qui disparaît ou qui s'affaiblit au moment de la convalescence, il est donc difficile d'en conclure, sans autre preuve, à l'existence d'une endocardite. Nous croyons devoir faire des réserves du même genre au sujet du croup et de la diphthérie.

—MM. Bouchut et Labadie-Lagrave (*Académie des sciences*, juillet 1872; — Labadie-Lagrave, th. de Paris, 1873) ont dernièrement attiré l'attention sur l'existence des complications cardiaques dans ces maladies, et ils ont cherché à rattacher ces complications à l'existence d'une endocardite. Certes, on ne peut nier, pas plus ici que pour l'érysipèle, la possibilité d'une inflammation des séreuses du cœur, mais les faits anatomiques et les descriptions cliniques qui en établissent la réalité, ne sont pas à l'abri de toute discussion.

On peut donc encore attribuer aux altérations du muscle lui-même un rôle qui serait resté jusqu'ici presque complétement méconnu et qui réclamerait de nouvelles recherches.

A l'appui de cette opinion, je vous citerai le travail de Fr. Mosler, de Greifswald, sur le collapsus dans la diphthérie (*Ueber Collapsus nach Diptherie*. — Communication faite au Congrès des naturalistes et médecins allemands à Leipzig, août 1872. —*Arch. der Heilkunde*, 1873, 1re livraison.) On y trouve deux observations particulièrement intéressantes pour nous.

Dans la première, il s'agit d'une jeune fille de 15 ans, atteinte de pharyngite diphthéritique.

Le 10ᵉ jour de la maladie il se produit une amélioration sensible dans l'état local ; les fausses-membranes se détachent et laissent voir des ulcérations sous-jacentes. Le 11ᵉ jour, la cicatrisation commence ; mais les muscles palatins et ceux des membres inférieurs sont frappés de paralysie. Puis, le 15ᵉ jour, la petite malade tombe dans le collapsus et, malgré une transfusion du sang, elle meurt subitement. A l'autopsie, l'auteur a trouvé une dilatation générale du cœur, un anévrysme partiel, siégeant au sommet du ventricule gauche, et une dégénérescence graisseuse des fibres musculaires.

La seconde observation est celle d'un garçon de 8 ans qui meurt subitement dans le collapsus au commencement de la convalescence d'une diphthérie pharyngée. Il existait dans ce cas encore, une dilatation du cœur et une dégénérescence des parois, il y avait de plus un caillot volumineux dans le ventricule gauche et un autre moins important dans le droit.

—Enfin, je rapprocherai encore des maladies précédentes les fièvres intermittentes graves qui règnent notamment en Afrique. M. Vallin (*Union médicale* 1874, p. 293 et 316) y a trouvé dans 7 cas sur 10 des altérations plus ou moins profondes des fibres du cœur.

Ces exemples vous montrent bien nettement la place que vient prendre en pathologie l'histoire des manifestations cardiaques de la fièvre typhoïde. Il s'agit bien, vous le voyez, d'une question de physiologie pathologique générale.

Dans tous les cas que nous avons passés en revue, le cœur, en effet, n'est pas seul intéressé. Je me crois autorisé à dire, d'après mes recherches sur les maladies générales aiguës, que cet organe est lésé en tant que muscle et au même titre que les autres parties du système musculaire.

Ces considérations nous conduisent à examiner quelles sont les causes qui, dans toutes ces maladies, produisent un trouble profond dans la nutrition des tissus et en particulier des muscles.

Depuis le travail de Liebermeister (*Sur les effets de l'élé-*

vation de la température dans la fièvre. Deutsches Arch. f. klin. Medicin. Anal. in *Arch. gén. de méd.*, 1866. t. I, p. 730.) presque tous les auteurs considèrent l'élévation de la température, phénomène commun à toutes les maladies dont nous avons parlé, comme la cause productrice des altérations musculaires. Sous l'influence de cette chaleur fébrile, le contenu strié se transformerait et subirait la métamorphose vitreuse.

On peut faire valoir contre cette opinion un certain nombre d'arguments, mais je crois inutile d'insister sur cette question encore obscure, et je me bornerai à vous faire remarquer que l'élévation de la température ne saurait expliquer tous les faits observés.

Des recherches récentes ont montré, en effet, que les muscles peuvent être très-profondément lésés sans que la température centrale soit élevée.

M. Vallin, dans un mémoire fort intéressant sur le *typhus ambulatorius* (*Archives gén. de méd.*, nov. 1873), a trouvé les muscles altérés, comme dans les cas fébriles, alors que la température ne dépassait pas 37° C. En outre, dans le scorbut, maladie presque complétement apyrétique, il existe des dégénérescences musculaires très-étendues, ainsi que M. Leven et moi l'avons établi.

J'ai même observé dans cette affection des altérations en foyers ayant une grande analogie avec les myosites de la fièvre typhoïde.

D'autre part, contrairement aux observations de Liebermeister, la température peut s'élever dans la fièvre typhoïde jusqu'à 42° sans que le contenu strié se transforme en matière vitreuse. J'ai recueilli plusieurs exemples de ce genre. Il existait à la vérité, dans ces circonstances, des altérations musculaires très-intenses, mais point ou peu de dégénérescence vitreuse.

On peut donc considérer la nutrition des muscles et celle des autres tissus comme indépendante, jusqu'à un certain point, de la température et rechercher ailleurs la cause des altérations musculaires.

Pour que les divers tissus du corps conservent leur intégrité anatomique, plusieurs conditions sont nécessaires, et parmi ces dernières, celles qui sont relatives à la composition du sang me paraissent être les plus importantes.

Dans la fièvre typhoïde, comme dans toutes les maladies infectieuses, le sang a perdu une partie de ses qualités, et il ne fournit plus aux muscles les matériaux nécessaires à leur entretien ; les phénomènes physico-chimiques qui s'accomplissent pendant le mouvement normal d'assimilation et de désassimilation sont pervertis et il en résulte des transformations du contenu strié. Alors apparaissent dans les fibres la graisse, la matière dite vitreuse et le contenu strié subit ainsi de véritables métamorphoses destructives.

En d'autres termes, je pense, ainsi que je l'ai dit ailleurs, que les lésions symptomatiques des muscles sont liées aux altérations du sang. (Voir *Arch. de physiologie, 1870.*)

Il faut cependant reconnaître que les cas graves, hyperpyrétiques, sont en général aussi ceux qui prédisposent aux manifestations cardiaques les plus redoutables et en particulier au collapsus par affaiblissement extrême du cœur.

Mais ce fait n'a rien de contraire à l'opinion que nous soutenons, puisque ces cas sont également remarquables par l'altération profonde du sang.

L'infection de l'économie, c'est-à-dire la modification première d'où dépend l'évolution morbide tout entière, telle serait, suivant nous, le point de départ commun de l'élévation de la température et des altérations profondes de la nutrition. Mais, comme il nous est impossible de définir en quoi consiste cette infection de l'organisme, vous trouverez, avec raison, que la notion que je vous donne est un peu vague. Je suis tout le premier à le reconnaître ; mais le point qui se dégage de cette vue théorique c'est, je le répète, qu'on ne peut subordonner d'une manière étroite les altérations du cœur à l'état de la température, et ce résultat a bien son intérêt clinique. Tenez-vous donc en garde contre la bénignité apparente de certaines formes à température modérée dans lesquelles vous pourrez observer de graves désordres musculaires et cardiaques.

— Puisque ces désordres sont liés d'une manière si étroite à l'évolution de la maladie principale, leur étiologie est en quelque sorte nulle. On doit s'attendre, dans tout cas de fièvre typhoïde, à les voir se développer, quelle que soit l'intensité de la maladie.

Je crois, cependant, qu'au point de vue étiologique, on doit pénétrer plus avant, et se demander si, dans les conditions générales qui ont agi sur les malades avant l'invasion de la pyrexie, il n'en est pas quelques-unes qui prédisposent aux localisations cardiaques. Malheureusement, les observations, dans lesquelles le cœur a été étudié avec soin, sont encore trop peu nombreuses pour que cette question des causes prédisposantes puisse être résolue.

En examinant sous ce rapport les faits que j'ai recueillis et ceux qui sont signalés çà et là dans les travaux que j'ai eu l'occasion de vous citer, on ne trouve aucun renseignement important. Permettez-moi, cependant, de vous soumettre quelques réflexions sur ce point.

Il me semble, tout d'abord, que certaines causes étrangères à l'organisme, ressortissant à ce je ne sais quoi que les anciens désignaient sous le nom de génie épidémique, peuvent exercer une certaine influence sur la détermination des phénomènes cardiaques.

Ainsi, c'est pendant l'épidémie qui a régné à Paris en 1869 que j'ai observé le plus grand nombre de cas de mort par le cœur, et semblables accidents sont notés à certaines époques, d'une manière particulière, dans les relevés statistiques des hôpitaux publiés par M. Besnier.

D'autre part, plusieurs fois j'ai cru remarquer que les conditions hygiéniques dans lesquelles certains malades avaient vécu avant de contracter la fièvre typhoïde pouvaient être considérées comme des causes prédisposant aux altérations du cœur.

Chez la plupart des malades des hôpitaux, il serait facile d'invoquer la misère, l'insuffisance de l'alimentation, conditions qui certainement doivent diminuer la résistance des tissus aux processus de dénutrition.

Malgré leur banalité, ces causes peuvent bien évidemment expliquer en partie pourquoi la fièvre typhoïde est
plus meurtrière à l'hôpital qu'en ville. Mais il y a plus,
l'alcoolisme ou simplement la funeste habitude de boire à
l'excès, favorise le développement des lésions du cœur.

Chez les malades soumis à cette influence, déjà altérés
par les écarts de régime, les tissus subissent plus facilement
et plus profondément les atteintes de la fièvre typhoïde,
et l'on voit survenir alors des accès de collapsus ou la
mort par syncope. Ce sont là des considérations que je signale à votre attention et qui réclament de nouvelles
études.

TROISIÈME LEÇON.

SOMMAIRE. — Interprétation des phénomènes cardiaques. — Le bruit de souffle paraît dû à une insuffisance fonctionnelle. — Les autres signes locaux : faiblesse du premier bruit, etc., sont liés à l'affaiblissement de la contraction cardiaque et au défaut de synchronisme des deux cœurs. — Distinction à établir entre les signes de l'altération du cœur et ceux de l'aglobulie. — Le collapsus est un fait complexe et d'une interprétation difficile ; l'affaiblissement extrême du cœur y prend une large part. — Comparaison avec le collapsus produit par l'émétique. — Mécanisme de la mort subite, par syncope. — Interprétations diverses ; théorie de l'arrêt du cœur par action réflexe ; rôle des lésions du cœur et de l'aglobulie ; ce sont les causes organiques prédisposantes. — On retrouve quelquefois des causes occasionnelles. — La syncope n'est rendue définitive qu'en raison de l'altération du cœur.

— Importance des manifestations cardiaques au point de vue du pronostic général de la fièvre typhoïde. — Valeur pronostique des divers symptômes observés ; gravité des intermittences.

— Indications thérapeutiques fournies par les manifestations cardiaques. — Effets de la digitale.

Messieurs,

Dans les précédentes leçons nous avons étudié les signes que présente, dans le cours de la fièvre typhoïde, l'appareil cardio-vasculaire ; nous avons, de plus, reconnu l'existence d'une altération de la paroi musculaire du cœur. Nous avons fait plus encore, nous avons rapproché des phénomènes locaux qu'on observe dans ces conditions un certain nombre de troubles éloignés ou même des accidents plus complexes, tels que le collapsus et la syncope. Nous devons actuellement examiner si ces rapprochements sont exacts, si les faits anatomo-pathologiques que nous avons signalés rendent suffisamment compte des phénomènes cliniques.

Dans cette partie difficile de notre tâche nous commencerons par l'examen des signes locaux dont l'interprétation est relativement simple, en ce sens qu'il s'agit de désordres dans le fonctionnement du cœur et de phénomènes pathologiques qui peuvent être directement rattachés à l'éta anatomique du muscle cardiaque.

Cherchons tout d'abord à interpréter le bruit de souffle du premier temps qui apparaît dans le cours du second septénaire. Vous vous rappelez que ce souffle présente des caractères un peu variables. Quelquefois doux et musical, chez d'autres sujets il est fort, rude, et semblable à celui de l'endocardite. Il peut varier d'ailleurs d'intensité d'un moment à l'autre; mais ce qu'il offre de plus important est évidemment son évolution. Apparaissant à la période d'état de la maladie, il en suit la marche générale et lorsque la convalescence tend à s'établir il s'atténue peu à peu ou disparaît.

Ce sont là des caractères différents de ceux qu'on observe dans l'endocardite. Dans le rhumatisme, par exemple, lorsqu'un bruit de souffle est lié à une endocardite un peu intense, vous savez, en effet, que loin de disparaître avec la maladie, il persiste le plus souvent et dénote un état anomal et irrémédiable des valvules. Or, nous avons reconnu précédemment que, dans la fièvre typhoïde, les lésions de l'endocarde sont tout à fait exceptionnelles et que les fibres musculaires, au contraire, sont altérées. Nous avons vu, de plus, que les altérations suivent une marche parallèle à celle de la maladie; c'est au moment où elles acquièrent leur période d'état que le bruit de souffle se montre et quand ce dernier s'efface, à l'époque de la convalescence, les lésions sont déjà en voie de réparation.

Cette coïncidence ou plutôt cette relation bien établie, l'interprétation du phénomène se présente facilement à l'esprit. Le muscle cardiaque malade et affaibli ne peut plus qu'imparfaitement accomplir sa fonction ; l'orifice auriculo-ventriculaire, impuissant à résister à la poussée de l'ondée sanguine, se laisse distendre passivement, ou bien, interprétation à laquelle je me rallierais plus volontiers, les muscles papillaires devenus insuffisants ne peu-

vent plus convenablement tendre les valvules auriculo-ven-
triculaires ; de là une occlusion incomplète, une véritable
insuffisance fonctionnelle qui nous explique non-seulement
l'existence d'un souffle, mais aussi le peu de durée et la disparition de ce souffle alors que le muscle se répare, et reprend assez de force pour assurer le jeu régulier de l'organe.

Cette théorie a été admise par Friedreich, Bamberger et
von Dusch. Ce dernier auteur invoque à l'appui les expériences de Traube sur la digitale.

Administrée à des chiens, à dose toxique, cette substance
produit, d'après Traube, un affaiblissement du cœur et
l'apparition dans la région cardiaque d'un bruit de souffle
qui serait dû à une insuffisance fonctionnelle des orifices.

C'est à la même opinion que se sont encore ralliés
MM. Desnos et Huchard pour rendre compte des symptômes qu'ils ont observés dans la myocardite varioleuse.

D'autres phénomènes locaux sont encore suffisamment
expliqués par le fait de l'altération cardiaque et du défaut
de synchronisme des deux cœurs. Tels sont l'affaiblissement
du choc, l'ondulation précordiale, les intermittences, la
faiblesse du pouls et le dédoublement du second bruit.

Je rappelle, en terminant ce rapide examen, qu'il ne faut
pas confondre le bruit du souffle par insuffisance fonctionnelle dont je viens de parler, avec ce bruit de souffle doux,
musical, ayant son maximum à la base et se produisant au
premier temps, souffle qu'on observe au moment de la convalescence. Celui-ci est de toute autre origine, il est dû à l'aglobulie si prononcée, la plupart du temps, chez les malades
qui relèvent d'une fièvre typhoïde.

Les lésions du cœur interviennent encore, ainsi que nous
l'avons dit, dans la pathogénie de l'hyperémie pulmonaire.
Ce phénomène morbide, qui souvent devient une complication redoutable, tient évidemment à des causes diverses ;
mais parmi ces causes on doit placer en première ligne
l'affaiblissement du cœur.

C'est pourquoi certains malades, atteints de myocardite
peuvent succomber rapidement après avoir présenté tous
les signes d'une congestion intense des poumons.

— Jusqu'à présent, nous n'avons pas rencontré de grandes difficultés dans cette analyse physiologique des symptômes.

Mais nous arrivons maintenant à l'examen du mode de production du collapsus et de la syncope, et nous allons voir que les rapports qui existent entre ces phénomènes et les lésions cardiaques sont plus discutables.

Dans une pyrexie telle que la fièvre typhoïde toutes les grandes fonctions sont perverties. Il en résulte une symptomatologie complexe et des troubles très-variés. Ces troubles fonctionnels se relient certainement les uns aux autres pour constituer l'ensemble de l'évolution morbide ; mais si l'on vient à considérer l'un deux en particulier et à rechercher les liens qui le rattachent à ceux qui le précèdent ou l'accompagnent, on éprouve de sérieux embarras. Ainsi l'état particulier qui constitue le collapsus dépend évidemment des conditions complexes dans lesquelles se trouve l'économie tout entière ; il est difficile de le considérer isolément et de lui assigner un point de départ précis.

Cependant, tenez compte des circonstances dans lesquelles il se produit et des principaux symptômes qui le caractérisent. Précédé par des signes évidents d'affaiblissement du cœur, il est constitué surtout par une sorte de parésie cardiaque avec faiblesse extrême de la circulation centrale et périphérique, d'où résulte souvent une chûte de la température. Il est donc rationnel de le rapporter à l'état du cœur, et cette opinion est d'autant plus acceptable que chez les malades qui meurent dans le collapsus, cet organe est remarquablement altéré. D'ailleurs, cette manière de voir s'appuie non-seulement sur les faits que j'ai observés, mais encore sur l'autorité de la plupart des pathologistes qui ont étudié cette question. Wunderlich, qui le premier a bien décrit le collapsus dans la fièvre typhoïde, et Griesinger qui a fait une si bonne étude de cette maladie, l'ont tous les deux considéré comme une conséquence des troubles dans le fonctionnement du cœur.

La même opinion est exprimée par E. Wagner à propos

du collapsus considéré en général, et telle est aussi l'interprétation à laquelle se sont rattachés MM. Desnos et Huchard dans leurs recherches sur la variole. Enfin je vous rappellerai les faits rapportés par Mosler, faits dont je vous ai donné un court résumé et qui établissent l'existence, dans la diphthérie, d'un rapport entre le collapsus et les lésions du cœur.

On a cherché à résoudre ce problème difficile par l'expérimentation, ou du moins Ackermann (*Arch. f. path. Anat. u. Physiol.* 1862) a comparé le collapsus qui survient dans certains cas pathologiques avec celui que détermine l'administration de l'émétique. Dans l'un et l'autre cas, ce serait à la diminution de la tension vasculaire et à la faiblesse des pulsations cardiaques qu'il conviendrait d'attribuer les principaux symptômes communs aux deux états, tels que prostration, refroidissement des extrémités, abaissement de la température centrale.

Je ne sais jusqu'à quel point ce rapprochement est légitime et, avant de rien conclure, je crois que de nouvelles recherches seraient nécessaires.

Cependant, j'ai observé l'année dernière un cas dans lequel l'administration d'un éméto-cathartique a été suivi d'un état de collapsus considérable. Le malade, âgé de 40 ans, était au 9e jour d'une fièvre typhoïde et sur la courbe thermométrique qui a été recueillie par mon interne, M. Graux, vous pouvez constater que la température, qui était de 40°,2, avant l'emploi du médicament, est descendue dans l'espace de 24 heures à 35°, 2 (temp. prise dans l'aisselle).

En même temps le malade est tombé dans un état de prostration extrême, son pouls était mou, dépressible, les bruits du cœur sourds, la circulation générale languissante.

Cet accès de collapsus a duré plusieurs jours ; mais déjà le lendemain soir (10e jour) la température était remontée à 38°. Le 11e jour de la maladie au matin, elle n'était qu'à 37°,4, le 12e, à 38° et ce n'est qu'à partir de ce moment que la marche de la température a repris son cours normal.

L'éméto-cathartique, composé de 5 centig. de tartre stibié

et de 30 gr. de sulfate de soude, n'avait pas produit d'éva-
cuations excessives ; mais on peut penser qu'il a joué le
rôle de cause déterminante dans des circonstances qui par
elles-mêmes prédisposent aux accidents de ce genre.

En admettant que le collapsus soit dû à une sorte d'état
semi-paralytique du cœur, il resterait encore à se demander
pourquoi cet accident s'accompagne tantôt d'un abaissement
de la température tantôt, au contraire, d'une élévation. A
cette question, je ne vois pour le moment aucune réponse
précise à faire.

Cherchons maintenant à nous expliquer la cause des morts
subites par syncope.

On comprend aisément que des malades atteints d'une
altération profonde du muscle cardiaque meurent par arrêt
progressif des battements cardiaques.

Mais qu'une syncope mortelle se produise tout à coup,
alors qu'aucun trouble apparent ne se manifeste, ou bien au
moment de la convalescence quand l'état général semble
aussi satisfaisant que possible, il y a là quelque chose de
singulier et de paradoxal. Aussi n'est-il pas surprenant
que nous nous trouvions ici en présence de plusieurs hypothèses.

Zenker, qui a observé trois cas de syncope mortelle dans
la fièvre typhoïde, ne se prononce pas sur la cause qui a pu
amener la terminaison fatale. Dans l'un de ces trois cas, il
a bien trouvé une dégénérescence graisseuse des fibres musculaires ; mais il existait, en outre, une production de gaz
dans le sang et il attache plus d'importance à cette circonstance. Cependant la formation spontanée de gaz dans le sang
pendant la vie, est bien loin d'être démontrée. Quand on
trouve des gaz dans le sang des cadavres qui se putréfient
rapidement comme ceux des typhiques, on doit penser qu'ils
ne se sont produits qu'après la mort.

Dans le second cas de Zenker, les fibres étaient atteintes
d'une dégénérescence graisseuse peu avancée. Enfin, dans
le troisième cas, ces éléments étaient complétement normaux.

Pour Griesinger, la mort subite serait due à des coagulations sanguines formées dans les cavités cardiaques, ou à des embolies pulmonaires. Sans nier la possibilité de semblables lésions, on doit les considérer comme très-rare s dans la fièvre typhoïde et, dans la plupart des cas de syncope mortelle, elles ont été vainement recherchées.

Cette question de la mort subite dans la fièvre typhoïde, a surtout été étudiée et discutée par M. Dieulafoy dans sa thèse inaugurale.

Après avoir rassemblé un certain nombre de faits négati fs quant à la lésion cardiaque, cet auteur fait intervenir le système nerveux. Il admet un arrêt du cœur par action réflexe. Le point de départ de cette influence réflexe serait la lésion intestinale ; l'excitation arriverait au bulbe et suspendrait les battements du cœur par irritation du pneumogastrique.

Cette conception est fondée sur les expériences bien connues de Flourens et surtout sur celles de M. Brown-Séquard, expériences qui ont montré qu'une lésion subite du grand sympathique peut arrêter le cœur et produire la mort. Mais remarquez d'abord qu'elle repose sur la négation de tout symptôme et de toute lésion du cœur. Or, j'espère vous avoir démontré qu'il est loin d'en être ainsi.

D'autre part, d'après cette hypothèse ingénieuse, l'action réflexe serait provoquée par la lésion intestinale. Cependant il est bien établi aujourd'hui que souvent, au mome nt de la mort par syncope, la réparation des plaques de Peyer est complète ou tout au moins fort avancée. Ces morts subites, d'ailleurs, sont loin de se rencontrer exclusivement dans des cas de lésions intestinales. Graves et Murchison en ont observé des exemples dans le typhus pétéchial et le même accident peut également survenir dans la variole.

Je ne crois donc pas nécessaire d'accepter l'interprétation soutenue par M. Dieulafoy. Si dans la fièvre typhoïde la mort par syncope est plus fréquente que dans les autres maladies qui, comme elle, s'accompagnent de myocardite, ce n'est pas à la lésion intestinale qu'il faut s'en prendre.

D'une durée plus longue que les autres pyrexies, la fièvre typhoïde est celle qui détermine dans le tissu du cœur les troubles nutritifs à la fois le plus durables et le plus intenses. C'est à ces lésions qu'on doit demander compte de l'arrêt du cœur.

Dans la plupart des cas, les altérations des fibres et des vaisseaux ne sont pas suffisamment prononcées pour qu'on puisse admettre un arrêt subit par défaut de contractilité des éléments musculaires. Mais on doit considérer ces lésions comme une cause prédisposant à la syncope, ou en quelque sorte, comme une condition de sa production. De plus, quand on examine certains faits cliniques, on voit qu'à cette condition vient s'ajouter encore un élément important. Je veux parler de l'anémie sur laquelle j'ai déjà plusieurs fois attiré votre attention et qui peut aussi être regardée, croyons-nous, comme une cause organique prédisposante.

Vous avez vu combien nos convalescents sont profondément anémiés. Lorsqu'ils se lèvent pour la première fois, ils sont pris d'étourdissements, de vertiges, leur circulation cérébrale est insuffisante et c'est précisément dans ces circonstances qu'ils peuvent succomber tout-à-coup.

Dans d'autres cas, l'anémie sera la conséquence d'une hémorrhagie plus ou moins abondante. Voici un exemple de ce genre ; je l'emprunte à la clinique de M. Andral :

« Un tailleur, âgé de 19 ans, à Paris depuis six semaines, ressent le 8 décembre, sans cause connue, un violent frisson suivi d'une forte chaleur, sans sueur. Les jours suivants il éprouve une chaleur continuelle, de la céphalalgie, un grand abattement physique et moral ; il a du dégoût pour les aliments et ne va pas à la selle. Entré à la Charité le 25, il présente tous les caractères d'une fièvre dite bilieuse (deux grains d'émétique furent administrés). Le malade ne vomit pas et alla plusieurs fois à la selle. Dans la nuit il sua abondamment. Cependant le lendemain 26, la fièvre persistait, la langue était rouge. Jusqu'au 31, l'état du malade resta à peu près le même. Il avait du dévoiement, il suait chaque nuit ; il ne prit que des tisanes adoucissantes. Dans la nuit du 30 au 31 (quatorzième jour), il eut une épistaxis abondante, et en même temps tous les autres symptômes s'amendèrent. Cette hémorrhagie pouvait être raisonnablement regardée comme un mouvement critique. Dans la journée le malade se trouva assez bien; la fièvre était très-modérée. Vers midi, il se leva pour aller à la selle; à peine était-il remonté dans son lit qu'il cessa de respirer et de vivre. »

A l'autopsie, M. Andral ne put trouver aucune lésion capable d'expliquer la mort; mais rien ne prouve que le tissu du cœur était normal.

L'influence de l'aglobulie se fait encore sentir après les hémorrhagies intestinales. Des pertes de sang qui, chez un individu sain ne seraient pas assez abondantes pour être difficilement supportées sont suivies d'accidents redoutables, tels que le collapsus et la syncope, lorsque l'organisme est épuisé et le cœur profondément affaibli.

La coïncidence de l'anémie et d'une altération du cœur peut d'ailleurs produire des accidents mortels dans des circonstances différentes. C'est ainsi, par exemple, que des chlorotiques peuvent mourir subitement lorsque les fibres musculaires du cœur sont atteintes de dégénérescence graisseuse (Griesinger).

D'autre part, après avoir tenu compte des conditions organiques dans lesquelles se produit la syncope, il faut ajouter que chez un certain nombre de typhiques, l'arrêt du cœur est survenu à l'occasion d'un effort, d'une émotion, c'est-à-dire dans des circonstances où les individus faibles et anémiques éprouvent souvent des troubles cardiaques. Ici, l'influence du système nerveux peut évidemment intervenir; mais si ces causes banales, souvent légères, toujours insignifiantes, peuvent être ici, comme dans d'autres cas, la cause occasionnelle de la syncope, à coup sûr elles n'expliquent pas pourquoi cette syncope est mortelle. Pour que le cœur s'arrête ainsi à la moindre excitation, il faut qu'il soit en quelque sorte épuisé; et c'est en effet ce qui a lieu. A la fin d'une fièvre typhoïde cet organe est en voie de destruction. Sous l'in-

fluence de la fièvre, après avoir soutenu pendant longtemps un travail exagéré, il s'arrête brusquement et d'une
manière définitive au moment où un nouvel effort serait
nécessaire. Il nous paraît donc impossible, quelles que
soient les circonstances dans lesquelles la syncope se produit de ne pas tenir compte des lésions cardiaques.

Je puis encore vous énoncer un dernier argument en faveur de la part considérable qui revient au cœur lui-même
dans la mort subite. Cherchez, en dehors des pyrexies ou
des convalescences des maladies aiguës, des exemples de
syncope mortelle ; c'est dans l'histoire des affections organiques du cœur que vous en trouverez le plus grand nombre. Là encore, on a beaucoup discuté le mécanisme de
l'arrêt du cœur ; mais le seul fait qui soit hors de toute con-
testation, c'est la lésion cardiaque. A un certain moment,
souvent d'une manière inopinée, l'organe altéré est frappé
d'une sorte d'épuisement paralytique, et cela précisément
dans les cas de lésions qui réclament de la part du cœur
un travail exagéré ou qui portent particulièrement sur le
tissu musculaire.

Ainsi, et pour nous résumer, on peut invoquer diverses
causes occasionnelles pour expliquer la mort subite dans la
fièvre typhoïde ; mais nous croyons que la syncope n'est
rendue possible et surtout définitive qu'en raison de l'altération du cœur. Ajoutons que l'anémie paraît, dans certains
cas, favoriser ce terrible accident. C'est là une conclusion
importante au point de vue clinique puisque ces lésions du
cœur peuvent être diagnostiquées et suivies dans leur évolution, grâce à l'observation attentive et journalière de
cet organe.

Vous devez aussi comprendre maintenant tout l'intérêt
que peut présenter cette étude au point de vue du pronostic général de la fièvre typhoïde. Mais il ne nous suffit pas
de savoir qu'assez souvent les malades meurent par le
cœur, vous êtes en droit de vous demander quels sont les
signes cliniques d'une valeur pronostique particulière.

A cette question, il est impossible, dans l'état actuel de

nos connaissances, de répondre d'une manière précise. Je vais cependant vous soumettre les principales conséquences qu'on peut déduire des faits observés jusqu'ici.

En général, l'affaiblissement des contractions cardiaques et par suite du premier bruit du cœur présente toujours une certaine gravité. Il annonce une tendance au collapsus ou à la syncope, et il me paraît avoir une signification plus accentuée lorsqu'il survient à une époque peu éloignée du début, ou bien encore lorsqu'il vient compliquer un cas rendu déjà grave par une élévation insolite de la température.

Cependant vous verrez guérir bon nombre de malades chez lesquels vous aurez noté cet affaiblissement du cœur ; les exemples que nous avons observés ensemble l'établissent d'une manière incontestable.

Le bruit de souffle n'a pas non plus par lui-même un caractère de gravité bien précis. Bien qu'il ait été observé dans plusieurs cas de mort subite, dans beaucoup de mes observations il n'a été accompagné d'aucun accident sérieux.

Je crois devoir accorder plus de valeur au point de vue du pronostic aux intermittences du pouls. Lorsqu'elles se montrent dans le cours du second septénaire, ou au commencement du troisième, quels que soient d'ailleurs les phénomènes stéthoscopiques, elles sont souvent d'une gravité considérable.

Plusieurs fois j'ai pu prévoir à l'aide de ce seul signe une terminaison funeste. Surviennent-elles, au contraire, au moment de la défervescence, les intermittences ont une signification tout autre. Loin d'indiquer un danger, elles annoncent en quelque sorte la convalescence. C'est là un point sur lequel j'ai déjà suffisamment insisté.

Il resterait encore à rechercher quelle peut être la valeur de la fréquence des pulsations cardiaques. Divers auteurs et récemment Anstie (*On digitalis in acute febrile diseases. The Practitioner*, sept. 1873), ont émis l'idée que les altérations du cœur sont étroitement liées à l'augmentation du nombre des contractions.

C'est là une vue qui me paraît être un peu théorique et sur laquelle, en tout cas, il m'est impossible de me prononcer. La fréquence du pouls est, en général, en rapport avec l'élévation de la température, et celle-ci constitue par elle-même un danger de mort sans qu'on puisse attribuer, dans tous les cas de ce genre, la terminaison fatale aux phénomènes cardiaques.

Outre l'élévation de la température, il est encore d'autres signes cliniques qui permettent de juger, en quelque sorte, de l'état de la nutrition générale et dont l'étude serait certainement fort utile.

Je vous signalerai particulièrement, sous ce rapport, l'importance de l'examen des urines. Au point de vue qui nous occupe, il serait à désirer de savoir si l'albuminurie et l'azoturie qui se rencontrent dans certains cas n'offrent pas quelques rapports avec les dégénérescences musculaires et par suite avec l'état du cœur. Les renseignements qu'on trouve dans les auteurs relativement à l'élimination de l'urée, sont tout-à-fait insuffisants ; quelques-uns même contradictoires.

Il faudrait donc, à l'exemple d'Anstie (*On tissue destruction in the febrile state and its relation to treatment. The Practitioner*, mars-mai, 1874), reprendre ces recherches. Mais, pour en obtenir des résultats précis, rappelez-vous qu'il est nécessaire de recueillir les urines des 24 heures, et cette condition est souvent impossible à réaliser dans la fièvre typhoïde.

— Jusqu'à présent ces études sur les troubles cardio-vasculaires de la fièvre typhoïde ne nous ont encore servi qu'à pénétrer dans le mécanisme intime de la maladie. Il est temps de faire une application des notions que nous avons acquises à la thérapeutique de cette pyrexie.

Malgré leur importance, il ne saurait être question d'en déduire un traitement uniforme de la fièvre typhoïde. Mais considérez un instant avec moi quelle est la nature des moyens que l'on oppose à la fièvre typhoïde et vous verrez que le médecin ne peut faire ici, comme dans les autres maladies infectieuses, qu'un traitement symptomatique.

Quelle que soit la cause supposée de la fièvre typhoïde, ce n'est pas à elle qu'on s'adresse, pas plus qu'on ne peut espérer neutraliser le virus de la variole ou des autres fièvres éruptives. L'organisme, sous le coup de ces grandes maladies spécifiques, est le siége d'actes complexes qui menacent de le détruire et ce sont ces actes seuls que nous pouvons atteindre et non la cause première qui les sollicitent.

Voilà pourquoi il ne peut être question, dans les données actuelles de la science, d'un traitement uniforme de la fièvre typhoïde. Chaque cas particulier peut soulever des indications spéciales, chaque symptôme prédominant doit éveiller l'attention, et mille nuances que la clinique nous apprend à reconnaître réclament des modifications correspondantes dans les règles générales qu'on pourrait formuler.

Cela posé, les désordres cardio-vasculaires qui entraînent si souvent la mort des malades sollicitent, au même titre que les troubles des autres grandes fonctions, l'emploi de moyens particuliers. Mais l'ensemble de ces moyens ne constitue pas le traitement de la maladie tout entière ; il n'en est qu'un des éléments.

Pour bien établir ce dernier point, nous allons passer rapidement en revue les principales indications thérapeutiques qui se présentent dans la majorité des cas.

Quels sont les éléments morbides les plus importants à combattre dans la fièvre typhoïde ?

Nous trouvons tout d'abord la fièvre, puis, l'adynamie, les phénomènes gastro-intestinaux, les troubles de l'hématose, les symptômes nerveux, et enfin, ce qui nous importe particulièrement, les troubles cardio-vasculaires.

Contre la fièvre on a proposé un très-grand nombre de moyens, nous ne parlerons que des principaux et nous négligerons à dessein les émissions sanguines et tous les moyens spoliateurs.

La fièvre typhoïde demande de la part du malade une force de résistance considérable, aussi a-t-on abandonné définitivement toutes les médications générales ou locales qui dépriment l'organisme.

Cette manière d'agir, si elle n'était pas maintenant devenue vulgaire, serait formellement commandée par les notions que nous avons acquises touchant les dangers de l'affaiblissement du cœur et de l'aglobulie.

Les principaux moyens antipyrétiques, mis le plus souvent en usage, sont le sulfate de quinine, la digitale, l'alcool et l'hydrothérapie.

Les effets qu'on a retirés du *sulfate de quinine* sont inconstants et l'on peut dire, je crois, que ce précieux médicament n'a pas une valeur incontestable dans les fièvres continues de nos contrées.

La digitale a rendu, au contraire, de réels services. Elle avait déjà été employée par Schœnbein, Traube, Wunderlich lorsque Ferber (1864) et Thomas (1865) en firent une étude plus complète. Toutefois, ces recherches n'avaient pas eu, en France, un grand retentissement lorsque, grâce aux travaux remarquables de M. Hirtz et de ses élèves, en particulier de M. Lœderich, la digitale vint prendre rang parmi les antipyrétiques les plus efficaces. Ces auteurs ont nettement établi l'action de cette substance, employée à dose assez élevée, sur la température fébrile. Mais, de tous les moyens capables de modérer ce symptôme, il ne paraît pas y en avoir de plus puissant que l'eau froide.

Mise en honneur par Wright et Currie, l'*hydrothérapie* est actuellement utilisée par un grand nombre de médecins; en ce moment même, elle fait l'objet de nombreuses recherches et constitue une question à l'ordre du jour. Ainsi qu'on le fait actuellement dans la plupart des services des hôpitaux, nous prescrivons journellement des lotions froides. Ces ablutions s'exécutent matin et soir, soit avec de l'eau simple ou de l'eau vinaigrée, soit, à l'exemple de M. Jaccoud, avec du vinaigre aromatique.

Mais il est une autre méthode, désignée habituellement sous le nom de Brand; c'est celle des bains froids. On l'expérimente depuis quelque temps sur une large échelle à Lyon et quelques médecins l'ont également appliquée dans les hôpitaux de Paris. Ces nouvelles études nous permettront probablement d'apprécier la valeur de ce mode de traitement, et il faut espérer qu'on pourra déterminer l'influence qu'il peut avoir sur les manifestations cardiaques.

Parmi les antipyrétiques, nous mentionnerons encore l'*alcool* et les boissons alcooliques. Depuis les travaux de Todd en Angleterre et de M. Béhier en France, ces substances sont utilisées par la plupart des praticiens dans tous les états fébriles qui dépriment fortement les forces. Elles ont l'avantage, en effet, d'abaisser la température en modérant les actes nutritifs, et de déterminer, en outre, une stimulation souvent nécessaire.

Déjà, par leur emploi, on remplit la seconde indication que nous avons formulée, celle de combattre l'adynamie et de soutenir les forces. Mais il faut, de plus, et c'est là un précepte mis aussi en usage par tous, nourrir les malades en leur donnant quelques aliments faciles à digérer et administrer des toniques.

Comme aliments, on peut donner pendant tout le cours de la période fébrile, du bouillon, des potages, du lait ; les malades reçoivent, en outre, de la limonade vineuse, et ou leur donne avec avantage une potion contenant de 4 à 6 gr. d'extrait mou de quinquina.

Pour combattre les phénomènes gastro-intestinaux, on peut donner des purgatifs doux (sulfate de soude, calomel), en évitant de les répéter trop souvent.

Mais je n'insiste pas sur cette partie du traitement. Vous aurez de nombreuses occasions de l'étudier au lit du malade et vous verrez également les diverses applications qu'on peut faire des lavements, ainsi que des fomentations sur la paroi abdominale.

L'accident le plus redoutable du côté de l'appareil respiratoire, c'est-à-dire la stase pulmonaire, sera efficacement combattu par des applications répétées de ventouses sèches. Ce moyen, préconisé par Graves, a été recommandé surtout par M. Béhier, puis par M. Jaccoud et plusieurs fois vous avez pu en constater les heureux effets.

Nous devons nous arrêter plus particulièrement aux indications fournies par l'appareil cardio-vasculaire.

La plupart d'entre elles sont d'ailleurs remplies par l'usage des moyens précédents, ce qui prouve bien que les manifestations cardiaques sont, comme je vous l'ai dit, intimement liées à l'évolution générale de la maladie. En combattant l'élément fébrile, en soutenant avec le plus grand soin la nutrition générale, on s'oppose à ces désorganisations profondes des tissus qui sont l'origine des accidents que nous étudions.

Mais, parmi les antipyrétiques que nous venons de citer, il en est un qui, vous le savez, est utilisé comme tonique du cœur. Je veux parler de la digitale. C'est précisément cette substance qui, jusqu'à présent, s'est montrée le plus efficace contre la forme parétique de la myocardite typhoïde. Il me suffira donc, pour terminer ces considérations thérapeutiques, de vous montrer que les bons effets de la digitale sont dus non-seulement à son action antipyrétique, mais encore à son influence sur le cœur.

De nombreux et récents travaux ont été faits sur la digitale et les diverses espèces de digitaline, permettez-moi de vous rappeler ceux qui se rapportent plus particulièrement à notre sujet.

Ils ont établi, d'une manière générale, que ces substances n'ont un effet marqué sur la température que lorsqu'on les emploie à doses élevées. D'après M. Widal (1), la digitale serait plus active sous ce rapport que la digitaline amorphe et la digitaline cristallisée. Dans les expériences qu'il a entreprises, ces deux dernières n'ont eu aucune influence sur la température dans la fièvre typhoïde; elles ont produit au contraire, même à doses modérées, une action notable sur le cœur.

Les observations de Grimshaw (2) sur le typhus établissent les mêmes faits ; elles démontrent que la digitale serait sans influence sur la durée de la fièvre et sur la température, tandis qu'elle déterminerait constamment, à doses peu

---

(1) Recueil des mémoires de méd. et de chir. militaires, t. XXIX, p. 285, 1873.

(2) *Dublin Journ. of med. Science.* 1873.

élevées, une élévation de la tension artérielle, une diminution de la fréquence du pouls et une augmentation de la
force des contractions du cœur.

En se fondant sur ces résultats, Anstie (*loc. cit.*) recomman-
de l'emploi de la digitale comme tonique du cœur dans toutes les affections fébriles et en particulier dans la fièvre
typhoïde. Nos observations confirment celles de ces auteurs.

Dans les cas, déjà assez nombreux, où nous avons utilisé
la digitale, l'action antipyrétique de ce médicament nous a
paru à peu près nulle. Examinez les courbes de température recueillies chez les malades soumis à ce traitement et
vous n'observerez pas d'irrégularités dans le cycle fébrile.
Aussi, est-ce surtout comme tonique cardio-vasculaire qu'on
doit y avoir recours dans la fièvre typhoïde et il convient de
l'associer aux alcooliques et à l'hydrothérapie, particulièrement lorsqu'il y a tendance au collapsus.

Les auteurs allemands et l'école de Strasbourg prescri-
vent la digitale à des doses très-fortes dès le début (1 à 2
grammes de poudre de feuilles en infusion); le lendemain,
ils diminuent la dose de moitié et ils cessent complétement
son administration dès que la température a baissé. Je pré-
fère commencer par de petites doses (0,60, — 0,75, 1 gr).
Il faut d'ailleurs en surveiller les effets et s'arrêter dès
qu'on obtient une diminution marquée dans la fréquence du
pouls. D'après M. Hirtz, les typhiques supporteraient moins
bien la digitale que les pneumoniques. Anstie avance précisément le contraire. Pour expliquer ces contradictions, il
faut tenir compte probablement de la valeur inconstante
du médicament employé par les divers auteurs.

Pour mon compte, je n'ai jamais dépassé la dose de 1 gr.
50 de poudre de feuilles de digitale en infusion et il m'a
semblé qu'on pouvait ainsi obtenir sans danger, tout le
bénéfice que peut procurer ce médicament énergique.

QUATRIÈME LEÇON.

De la gangrène sèche dans la fièvre typhoïde. (1)

Sommaire. — Observation clinique d'une malade atteinte de fièvre typhoïde chez laquelle il survint, vers le 13e jour de la maladie, une gangrène de la jambe gauche. —Cas analogues relatés par divers auteurs ; résumée des observations de MM. Bourgeois, Bourguet, Blondeau, Patry.
Analogie entre la gangrène sèche de la fièvre typhoïde et la gangrène *dite sénile*. — Elles sont toutes deux le résultat d'oblitérations artérielles.
Causes de ces oblitérations dans la fièvre typhoïde ; thromboses ou embolies ?
Siége et étendue des oblitérations qui déterminent la gangrène.
L'amputation du membre sphacélé est décidée par M. Gosselin. —Description de la pièce anatomique. — Oblitération incomplète de la crurale et de la poplitée jusqu'au niveau de l'articulaire inférieure interne ; vacuité et aplatissement des vaisseaux dans les parties mortifiées.

Messieurs,

Après des hésitations bien légitimes, M. Gosselin est décidé à tenter aujourd'hui l'amputation de la cuisse chez la malade qui était couchée dans notre service au n° 17 de la salle Sainte-Madeleine et qui est atteinte d'une gangrène de la jambe.

Cette jeune fille, âgée de 23 ans, infirmière, a toujours été bien portante. Elevée à la campagne, après être restée deux ans dans les hôpitaux d'Amiens, elle vint à Paris il y a quelques années et fut employée dans divers hôpitaux. Le 15 février dernier, elle a quitté l'hôpital Saint-Antoine, où elle avait donné à elle seule les soins nécessaires à trois malades atteints de la fièvre typhoïde, et elle est entrée à la Charité.

Dès son arrivée dans notre service en qualité d'infirmière, elle fut prise de maux de tête continus qui étaient

______

(1) Leçon faite le 6 avril.

surtout violents vers le soir. Bientôt l'insomnie, l'anorexie,
de légers frissons et des sueurs nocturnes vinrent s'ajouter
à son état de malaise.

Le 24 février, ces symptômes s'aggravant, elle dut prendre le lit. Elle avait ressenti la veille des frissons plus forts
que les jours précédents, la langue était large et saburrale, l'appétit nul, la soif vive ; les garde-robes peu abondantes étaient diarrhéiques. La peau était chaude, le pouls
ample et fréquent (100 pulsations) et le soir la température
s'éleva à 40°,2. A partir de ce moment la malade présenta
tous les signes d'une fièvre typhoïde. Vous avez pu suivre
pas à pas avec nous l'évolution de cette maladie. Permettez-moi de ne vous en rappeler ici que les traits principaux.

La marche de la température , si importante à considérer, en pareil cas, a été tout à fait caractéristique. C'est pendant le premier septénaire qu'elle a atteint son maximum,
soit 40°,6 et rarement elle a dépassé le soir 40°. Il n'y a
donc pas eu à proprement parler d'hyperthermie.

Du côté du tube digestif nous avons observé tous les
symptômes habituels.

La langue, d'abord saburrale, est devenue plus tard un
peu sèche et brunâtre. L'appétit est resté nul pendant longtemps, le ventre était légèrement ballonné et un peu sensible ; le 6ᵉ jour il y avait un gargouillement manifeste
dans la fosse iliaque droite et la diarrhée a continué à être
abondante jusque vers la fin de la maladie.

Vers le 3 mars, soit le 11ᵉ jour, nous constatâmes
une éruption de taches roses lenticulaires, survenant
à son époque habituelle ; ces taches ont été peu nombreuses, mais très-nettes. La congestion pulmonaire, qui ne
fait d'ailleurs défaut que dans les cas extrêmement légers,
s'est accusée par quelques râles d'abord sibilants et plus
tard muqueux ; mais elle a été peu intense. Au contraire
les phénomènes nerveux ont été assez marqués. Outre la
céphalalgie intense du début nous avons noté des vertiges,
des bourdonnements d'oreille, un peu de surdité, et de l'insomnie avec agitation la nuit.

La malade présenta en outre pendant plusieurs jours

un peu de subdélirium et quelques soubresauts des tendons. Malgré ces derniers symptômes, la maladie n'a jamais offert les caractères de la forme grave, dite ataxo-adynamique. En somme, il y avait une prédominance marquée des phénomènes abdominaux et il s'agissait certainement d'une fièvre typhoïde à forme abdominale, d'intensité moyenne.

Selon notre habitude, nous avons fait avec soin l'examen du cœur pendant tout le cours de la maladie. Je vous montrerai bientôt que les renseignements que nous en avons tirés ont encore ici une importance particulière.

Jusqu'au 3 mars, nous n'avons rien noté d'anomal. Ce jour-là, à la visite du matin, nous trouvâmes pour la première fois un très-léger murmure à la pointe et au premier temps. Le 7 mars, le souffle s'entendait jusqu'à la base, en conservant un timbre doux, et il existait en même temps un souffle intermittent dans les vaisseaux du cou.

Le 14 mars est survenu un affaiblissement notable du premier bruit, et la succession des bruits du cœur a pris assez nettement les caractères du rhythme fœtal.

C'est le 5 mars que les complications du côté des membres inférieurs ont débuté. A cette époque, c'est-à-dire le 13ᵉ jour de la fièvre typhoïde, la malade accusa de vives douleurs dans la jambe et le pied gauches en même temps qu'une sensation de froid au niveau du pied et, au toucher, on trouvait déjà une différence sensible entre les deux côtés. Le lendemain, les douleurs étaient extrêmement vives et la plus légère pression était intolérable; la peau de la jambe et du pied était d'une sensibilité tout-à-fait exagérée. En même temps le refroidissement du pied était devenu plus sensible et on trouvait, vers la partie inférieure du mollet, une sorte d'induration profonde et diffuse, au niveau de laquelle les douleurs étaient encore plus vives que dans les autres points. Les jours suivants cet état de souffrance persista; les douleurs spontanées étaient fortement augmentées par les mouvements passifs, l'hyperesthésie cutanée était toujours vive et la motilité paraissait d'autant plus diminuée que la malade n'osait pas même remuer le bout du pied de peur d'éprouver des douleurs. La température du pied gauche diminuait de jour en jour ; au niveau des orteils la peau était pâle, tandis qu'elle prenait une teinte ecchymotique au niveau du cou-de-pied et de la partie inférieure de la jambe.

En même temps les battements de l'artère pédieuse étaient devenus insensibles ainsi que ceux de la poplitée. La tuméfaction du mollet, constatée dès le début de ces accidents, avait acquis un développement considérable ; mais il était difficile de la délimiter exactement, tant la sensibilité était grande en ce point.

Tel était l'état de la malade le 11 mars. Depuis cette époque les douleurs ont persisté, mais avec une intensité variable et tous les phénomènes qui caractérisent la gangrène sèche se sont succédé sous nos yeux. Après les taches ecchymotiques et le refroidissement du membre vous avez vu se former des plaques anesthésiques sur lesquelles ont apparu des phlyctènes.

Le pied et la jambe, d'abord très-gonflés, ont été marbrés de lignes bleuâtres, violacées, circonscrivant le bord des orteils et suivant le trajet des veines.

Au-dessous des phlyctènes et autour d'elles, la peau a pris une couleur d'un violet intense et s'est momifiée en plusieurs points ; déjà le 19 mars les orteils avaient sensiblement diminué de volume et leur peau était ridée et comme raccornie.

D'ailleurs, peu de temps après la disparition des battements de la pédieuse et de la poplitée, on a constaté la disparition des battements de la crurale. Ainsi, le 14 mars, une exploration faite avec soin n'a pas permis de retrouver nettement un seul battement artériel, depuis le pli de l'aine jusqu'au pied.

Le stéthoscope appliqué sur le trajet de l'artère crurale ne laissait percevoir aucun bruit, cependant l'instrument était encore légèrement soulevé. Du 20 au 25 la gangrène s'accentua nettement en revêtant la forme sèche ; les douleurs se calmèrent un peu et on vit apparaître un cercle d'élimination qui passait en avant par le tiers supérieur de la jambe et remontait en arrière à la partie inférieure du creux poplité.

Jusqu'alors tout s'était passé du côté gauche, et l'on n'avait encore rien observé de particulier dans le membre droit. Mais, à ce moment, on s'aperçut que l'artère pédieuse de ce côté n'était plus sensible et que les battements avaient également disparu dans la poplitée et la crurale. De temps en temps la malade éprouvait des élancements douloureux, les mouvements étaient pénibles et la sensibilité cutanée fort exaltée.

Tout le membre droit avait d'ailleurs une teinte anémique et il était plus froid au toucher que les jours précédents. Cet état est resté le même depuis cette époque, et il ne s'est formé qu'une très-petite eschare au niveau du talon, dans le point qui repose sur le lit.

Malgré des phénomènes locaux aussi graves, la maladie a d'abord suivi une marche régulière, et il s'est produit une défervescence manifeste. Vers le 24ᵉ jour, la température tomba à 37°,4, puis oscilla entre 36°,8 et 37°,8. L'appétit revint un peu; la langue reprit un aspect normal; cependant la diarrhée persista.

Le 27ᵉ jour de la maladie, la température remonta le soir à 39°, puis, deux jours après, elle arriva à 39°,8 (21 mars), et cette exacerbation fébrile coïncida avec la poussée d'anémie locale constatée du côté droit. A ce moment l'extension de la gangrène à droite paraissait imminente ; l'état général fléchissait. Cependant, du côté gauche, la limite supérieure de la gangrène se circonscrivait nettement par un cercle inflammatoire; et depuis, l'état de notre malade s'est peu modifié.

Du 36ᵉ jour de la maladie au 37° (29 mars), la température tomba de 39°,8 à 37°,8, et à partir de ce moment, l'état général s'améliora. La partie gangrénée, du côté gauche, laissa écouler un liquide fétide et le cercle de délimitation s'accentua de plus en plus.

C'est là, Messieurs, un exemple de gangrène survenue pendant le second septénaire d'une fièvre typhoïde. Ce fait est rare et intéressant, mais non sans précédents.

Virchow et Stich ont signalé cette complication dans

l'épidémie de la Silésie supérieure qui régna en 1849. Elle a été vue également par Magnus Huss et par von Franque. En 1857, M. Bourgeois (1), en a observé deux cas.

Chez la jeune fille de 16 ans qui fut le sujet de sa première observation, survint, vers le 12ᵉ jour d'une fièvre typhoïde légère, une vive douleur dans la jambe droite, qui ne présentait, d'ailleurs, ni rougeur, ni gonflement, mais qui devint plus froide que la gauche, en même temps que la motilité et la sensibilité diminuaient.

Bientôt, le membre se refroidit tout à fait ; après avoir pris une teinte gris terne, la peau devint rouge cuivré, puis violette. La sensibilité disparut complétement, et il se forma une zone circulaire qui embrassait la jambe en s'étendant de la tubérosité du tibia au tiers supérieur du mollet, et délimitait nettement la partie gangrénée.

Après ce travail d'élimination, l'état général s'améliora, le pouls perdit de sa fréquence, l'appétit et le sommeil revinrent. Cependant, les orteils et le pied s'étaient desséchés, et les parties molles commençant à laisser les os à nu, on donna un trait de scie à deux centimètres de la surface de la plaie, et au bout de six mois la malade sortit guérie de l'hôpital.

Dans la seconde observation de M. Bourgeois, l'issue de la maladie fut moins heureuse. Il s'agissait d'un jeune garçon de 12 ans qui était atteint de fièvre typhoïde lorsque l'un des pieds présenta tous les symptômes de la gangrène. La maladie s'étendit ensuite au côté opposé. On temporisa comme dans le cas précédent; mais après 9 mois de vives souffrances, l'enfant succomba. L'autopsie ne fut pas pratiquée.

La plus importante de toutes les observations de ce genre me paraît être celle de M. Bourguet (d'Aix) (*Gaz. hebdomadaire*, 1861). Elle offre avec la nôtre une analogie bien frappante.

Le malade de M. Bourguet était un jeune militaire de 23 ans. Il présenta tous les symptômes d'une fièvre typhoïde

---

(1) *Archives générales de médecine.*

grave vers le 3 décembre 1859. Jusqu'au 24 décembre, la maladie fut caractérisée par les signes les plus nets : au début, malaise général, fatigue, brisement des membres, selles liquides, céphalalgie ; plus tard : météorisme, prostration générale, toux, fièvre continue, hébétude, aridité de la langue, douleur et gargouillement de la fosse iliaque droite ; enfin, stupeur, délire, surdité, taches rosées lenticulaires, langue noire, fuliginosités des lèvres et des gencives, coma, carphologie.

La maladie était en voie de défervescence, lorsque le 5 janvier, sans cause appréciable, le malade fut pris tout à coup d'une douleur à la jambe droite, en même temps que d'engourdissement et de sensation de froid dans les orteils et dans le pied.

Les jours suivants la tuméfaction de la jambe augmenta, et, bien que l'état général restât bon, les orteils prirent une teinte violette et se refroidirent. Bientôt la gangrène envahit tous les orteils et il se forma une tumeur fluctuante de la jambe, dans le point où la première douleur apparut.

M. Bourguet pratiqua, à ce niveau, une incision qui donna issue à un pus phlegmoneux mêlé de sang et fut suivie d'une hémorrhagie. Malgré cette opération, la gangrène fit des progrès incessants en présentant la forme sèche ; l'état général s'aggrava et le malade succomba dans l'adynamie le 31 janvier.

Pendant le cours de ces accidents, on avait noté la disparition des battements dans l'artère tibiale postérieure et leur affaiblissement dans la pédieuse et la poplitée. Les battements de l'artère crurale sont restés distincts jusqu'au dernier moment.

A l'autopsie on trouva les lésions intestinales de la fièvre typhoïde en voie de réparation ; la dissection des artères de la jambe gangrénée fit découvrir une oblitération très-étendue, et paraissant déjà ancienne, de l'artère tibiale postérieure et de la partie inférieure de la poplitée. Les artères tibiale antérieure et péronière étaient également oblitérées à leur origine par des caillots plus récents.

Ces vaisseaux n'offraient aucune lésion appréciable à

l'œil nu. Le cœur et le reste du système vasculaire furent également regardés comme sains ; mais l'auteur avoue lui-même que cette partie de l'examen nécroscopique a été fait un peu superficiellement.

Vous trouverez encore un petit nombre d'observations du même genre.

Trousseau (*Clinique médicale*) en rapporte une qui lui a été communiquée par son chef de clinique, M. Blondeau. Elle concerne un jeune garçon de 10 ans qui fut atteint de gangrène du pied pendant la convalescence d'une fièvre typhoïde grave. Amputé par Guersant, l'enfant quitta l'hôpital parfaitement guéri.

Enfin, dans un travail intéressant sur la gangrène des membres dans la fièvre typhoïde, publié en 1863 (*Arch. gén. de méd.*), par M. le docteur Patry (de Sainte-Maure), on trouve une observation de gangrène des membres inférieurs, remarquable par la coïncidence des deux formes de gangrène sur le même membre.

La gangrène sèche occupait le pied et la jambe, la gangrène humide avait envahi la cuisse qui était tuméfiée, violacée et dont l'épiderme se détachait sur plusieurs points.

A l'autopsie, on trouva l'artère crurale plus volumineuse qu'à l'état normal et complétement oblitérée à sa partie supérieure par des caillots non friables et non adhérents ; dans le creux poplité les caillots étaient plus durs, plusieurs adhéraient à la membrane interne. La paroi de ces artères, rouge et épaissie, avait perdu son élasticité. On trouva, de plus, la veine crurale également oblitérée.

Le même auteur rapporte encore l'histoire d'un jeune malade chez lequel, vers le vingtième jour d'une fièvre typhoïde, survint une gangrène de l'oreille et des régions parotidienne et temporale.

Le sphacèle s'étendit ensuite au front, aux deux paupières et à la joue. A l'autopsie on trouva encore une oblitération artérielle, qui siégeait dans l'artère carotide externe. — Les veines jugulaires étaient intactes.

— La gangrène qu'on observe dans la fièvre typhoïde n'a pas toujours la forme décrite dans les faits précédents. Dans quelques cas, notamment dans ceux de M. Gigon d'Angoulême (*Union médicale*, 1861), il s'est produit de la gangrène humide.

Mais notre malade étant atteinte de gangrène sèche, nous pouvons, pour ne pas compliquer notre étude, négliger ces derniers faits dont la pathogénie est différente. D'ailleurs, la gangrène sèche paraît être la forme la plus importante.

Vous remarquerez qu'au point de vue des symptômes, elle rappelle d'une manière très-exacte la forme commune de cette variété de gangrène des membres, soit la gangrène sénile. Elle s'annonce, comme cette dernière, par de vives douleurs et frappe de préférence les mêmes points d'élection, c'est-à-dire le pied et la partie inférieure de la jambe.

De même, sous le rapport de la marche des accidents, de la délimitation des parties gangrénées, de la tendance à l'envahissement du côté opposé, ces deux affections se ressemblent complétement ; elles ne diffèrent que par les conditions dans lesquelles elles se produisent.

Or, vous connaissez la cause de la gangrène sénile. Cette affection est la conséquence d'une oblitération artérielle. En est-il de même dans la gangrène de la fièvre typhoïde? Les faits précédents semblent l'établir. ·

Lorsqu'on a pratiqué l'examen anatomique, on a trouvé les artères, correspondant aux parties gangrénées, oblitérées dans une assez grande partie de leur étendue, et, pendant la vie, on a constaté dans plusieurs cas l'existence d'un cordon dur et sans battements sur le trajet de ces vaisseaux.

Aussi les auteurs de ces observations ont-ils considéré la gangrène comme la conséquence de l'oblitération des artères, et Trousseau a adopté cette opinion dans l'excellent article qu'il a consacré à cette rare complication de la fièvre typhoïde.

M. Bourgeois est le seul qui, en l'absence de renseignements anatomiques, ait cru devoir assigner au sphacèle une autre origine. Mais il est bon de faire remarquer que M. Béhier (*Union médicale,* 1857 et 1861), a contesté la valeur des observations de cet auteur. Il les considère, non comme des exemples de fièvre typhoïde avec gangrène; mais bien comme des cas d'artérite avec symptômes typhoïdes.

Ainsi M. Béhier ne doute pas de l'oblitération des artères. C'est pour lui la seule manière de comprendre la gangrène; il ne s'élève que contre l'insuffisance des signes propres à établir la réalité du diagnostic de fièvre typhoïde porté par M. Bourgeois. Dans les autres cas, ce diagnostic a été vérifié à l'autopsie; il ne saurait être mis en doute.

Au point de vue de la pathogénie de la gangrène, il ne suffit pas de constater ou d'invoquer l'oblitération vasculaire; on doit encore se demander si le caillot obturateur s'est formé sur place pour constituer une thrombose, ou bien si, provenant d'un autre point, il forme ce qu'on désigne sous le nom d'embolie.

Dans la gangrène sèche, l'oblitération artérielle est presque invariablement due à une endartérite. L'âge, vous le savez, prédispose d'une manière toute particulière à cette inflammation des artères.

Or, les malades des observations que je vous ai citées, ont de 10 à 23 ans; ils sont dans la période de la vie où l'endartérite est rare, exceptionnelle; aussi doit-on songer chez eux à la possibilité d'une embolie.

C'est ce que M. Bourguet (d'Aix) a admis dans sa remarquable observation.

Quelle peut être la source de l'embolie? Je n'en vois pas d'autre qu'une lésion du cœur.

Il est impossible, en effet, de songer ici à des embolies d'origine artérielle, telles qu'on en observe chez certains vieillards athéromateux dont l'aorte présente des caillots pariétaux greffés sur une ulcération athéromateuse ou calcaire, caillots qui en se détachant déterminent l'oblitération des artères des membres abdominaux.

Si nous supposions ici l'existence d'une aortite avec caillots pariétaux, autant vaudrait invoquer tout de suite l'endartérite des artères des membres sphacélés.

Examinons donc l'hypothèse d'embolies d'origine cardiaque. C'est ici qu'il faut faire appel aux développements dans lesquels je suis entré récemment. Nous savons maintenant que les lésions cardiaques sont fréquentes dans la fièvre typhoïde ; mais aussi que ces lésions portent presque invariablement sur le myocarde. L'endocardite est aussi rare dans cette maladie que la myocardite y est commune, et les concrétions sanguines du cœur, ainsi que les végétations valvulaires qui peuvent devenir des corps migrateurs et oblitérants, sont des produits de l'inflammation de l'endocarde et non de la myocardite.

Notre malade a présenté, il est vrai, des signes physiques d'altération du cœur ; mais ces signes ont été peu accentués et nous en avons noté de bien plus évidents chez des malades qui n'avaient aucune lésion de l'endocarde. Auss nous paraît-il difficile de rapporter la gangrène à des embolies. Reste l'hypothèse soit d'une thrombose, soit d'une artérite oblitérante.

L'objection concernant l'âge des malades, objection qui nous a conduit tout d'abord à discuter la possibilité de caillots migrateurs, ne peut avoir, vous le concevez bien, qu'une valeur relative et non absolue. Nous ne pouvons d'ailleurs admettre que l'une ou l'autre de ces deux hypothèses, et je ne chercherai certes pas à défendre contre M. Béhier (*Union médicale*, 1861) la singulière théorie de M. Bourgeois qui invoque la métastase typhoïde sur les nerfs des jambes.

L'endartérite n'est pas forcément une maladie de la vieillesse. Vous savez comment les choses se passent dans ces cas d'oblitérations artérielles. La lésion inflammatoire siége dans la membrane interne du vaisseau ; elle est souvent caractérisée, même chez le vieillard, par un processus très-aigu. C'est, en conséquence, à la fois du rétrécissement du vaisseau et de l'inflammation de l'endartère que le sang se coagule et, le caillot une fois constitué, s'étend plus ou moins loin, oblitérant ou respectant les branches voisines.

Pourquoi cette inflammation aiguë des artères ne se produirait-elle pas sous l'influence de la fièvre typhoïde, quel que soit l'âge des malades ? C'est là un sujet encore peu étudié, mais sur lequel nous ne sommes pas absolument dépourvu de tout renseignement.

Il n'est pas très-rare, en effet, de trouver chez les indi-vidus qui succombent à une fièvre typhoïde des infarctus viscéraux ; c'est-à-dire, des lésions consécutives aux obli-térations des artères correspondantes. J'en ai observé pour ma part dans la rate et dans les reins et il m'a semblé que les caillots étaient dans ces cas la conséquence d'une endar-térite. De plus, dans mes recherches sur les myosites symp-tomatiques j'ai rencontré des infarctus hémorrhagiques des muscles qui m'ont paru s'expliquer également par une endartérite oblitérante des artères correspondantes. On m'a objecté que l'endartérite pouvait être consécutive à l'hé-morrhagie musculaire. Cependant, dans un cas d'infarctus de la paroi du cœur, dont j'ai eu l'occasion de vous parler, j'ai constaté une artérite oblitérante dans une des branches de l'artère coronaire antérieure, et il était bien certainement impossible de ne pas reconnaître la véritable pathogénie de la lésion.

D'autre part, la fièvre typhoïde ne serait pas la seule py-rexie capable de prédisposer à l'inflammation des artères. Récemment M. Brouardel (*Arch. gén. de méd.* 1874), dans un travail que j'ai déjà eu l'occasion de vous citer, a mon-tré que dans la variole il existe quelquefois de l'artérite, particulièrement dans l'aorte. Dans l'état actuel de nos connaissances, l'hypothèse d'une artérite oblitérante nous paraît donc être la plus vraisemblable.

Quoi qu'il en soit, au point de vue pratique, il ne suffit pas de rapporter la gangrène à une oblitération vasculaire, nous devons encore rechercher quel est le siége et l'éten-due de cette lésion. Pour nous guider dans cette partie du diagnostic, nous pouvons utiliser les résultats anato-miques consignés dans les observations antérieures et par-ticulièrement les recherches qui ont été faites sur la gan-grène sénile, et il nous faudra surtout tenir compte des symptômes présentés par notre malade.

Quand on examine quelles sont les conditions anato-

miques de la gangrène par oblitération artérielle, on voit
que le sphacèle est toujours la conséquence d'un arrêt complet du sang. L'oblitération d'une artère des membres,
même lorsqu'elle est très-étendue, peut fort bien exister
sans produire la gangrène, à la condition que la circulation collatérale soit possible et suffisante.

Ainsi, pendant le siége de Paris, j'ai observé un cas fort
intéressant d'oblitération des artères des membres inférieurs sans qu'il y eût trace de gangrène. Les caillots obturateurs naissaient à la partie inférieure des deux crurales et
remontaient dans l'aorte jusqu'au niveau des rénales. Sur la
pièce anatomique qui a été déposée au musée Dupuytren
on peut voir que, dans une très-grande étendue, ces gros
vaisseaux sont complétement oblitérés par des caillots blanchâtres datant déjà de plusieurs jours.

L'absence de mortification dans des cas semblables ne peut
certainement s'expliquer que par l'établissement d'une circulation collatérale. Mais supposez qu'une des artères nais-
sant des troncs principaux soit également oblitérée; malgré
le passage du sang dans les collatérales qui s'anastomosent
avec cette branche artérielle, tout un département vasculaire restera privé de sang et la gangrène apparaîtra.

C'est précisément ce qu'on observe dans la gangrène sénile. En général, une grosse artère, telle que la poplitée ou
la crurale est atteinte d'endartérite oblitérante, puis l'o-
blitération se produit dans une branche plus petite, de façon
à empêcher le sang des artères anastomotiques de nourrir
toute une portion de membre et, dans ces circonstances,
les orteils, le pied, la partie inférieure de la jambe se mor-
tifient suivant le siége et l'étendue de l'oblitération.

Des observations récentes, faites par M. Pitres et com-
muniquées à la Société anatomique, ont très-nettement con-
firmé les notions déjà acquises sur ce mode pathogénique de la gangrène sèche.

Dans ces circonstances, il s'agit habituellement d'une
artérite qui débute dans le tronc principal, et envahit plus
tard les artères collatérales ou terminales. Quelquefois aussi
le caillot obturateur du gros tronc se désagrége plus ou

moins complétement et lance des embolies dans les branches secondaires, et, dans tous les cas, il se produit une anémie totale d'un segment de membre.

Cette dernière condition paraît être la seule nécessaire. Aussi peut-on supposer que les choses ne se passent pas toujours de la même manière. On pourra par exemple observer des cas dans lesquels l'oblitération siégera d'emblée dans les branches secondaires ou terminales et s'étendra plus tard aux troncs principaux. La gangrène se compliquera ainsi au bout de quelques jours de l'anémie d'un membre tout entier ou même des deux membres inférieurs. C'est là ce qui semble avoir eu lieu chez notre malade.

Quoi qu'il en soit, nous pensons nous trouver ici dans des conditions analogues à celles de la gangrène dite sénile, et nous pouvons affirmer qu'il existe, à gauche, une oblitération à la fois des grosses et des petites artères, état qui a déterminé la stase sanguine dans toute la partie sphacélée, tout en permettant une circulation collatérale jusqu'au niveau de la ligne de démarcation. Quant à l'état du membre droit qui reste menacé par la gangrène depuis plusieurs jours, il indique une oblitération des gros troncs de ce côté, oblitération rendue évidente par la disparition des battements artériels.

Relativement au pronostic, nous avons à résoudre une question des plus importantes. L'oblitération des gros troncs, tant à droite qu'à gauche, est-elle complète? A en juger par les signes fournis par la palpation et l'auscultation, elle semble parfaite. Mais il est cependant un signe, indiqué par M. Broca, qui prouverait le contraire. D'après M. Broca, lorsque l'oblitération est complète, la température des parties externes du membre, éloignées du paquet vasculaire, est égale ou supérieure à celles des régions voisines de l'artère; au contraire, lorsque l'oblitération est incomplète, il y a une différence au moins d'un degré en faveur des parties voisines de l'artère. L'expérience faite chez notre malade a donné un résultat qui indique la persistance de la perméabilité du vaisseau. Mais je n'ose pas considérer cette expérience, bien qu'elle ait été plusieurs fois répétée, comme ayant une valeur décisive, parce que nous n'avons pas employé les thermomètres jumeaux qui seuls permettent une observation rigoureuse.

En résumé, Messieurs, cette gangrène nous paraît due à une oblitération des artères des membres inférieurs, oblitération qui occupe les gros et les petits troncs à gauche, les gros seulement à droite. En se fondant sur les résultats anatomiques consignés dans certains cas, on peut même penser que les caillots obturateurs remontent jusque dans l'aorte, et, si cette particularité existe réellement, il est facile d'expliquer tous les symptômes que nous observons.

Ce diagnostic est en quelque sorte la conclusion obligée de l'analyse symptomatique. Mais remarquez que nous ne sommes affirmatif qu'en ce qui touche l'existence et l'étendue de l'oblitération artérielle et point du tout en ce qui concerne son mode pathogénique.

Dès le début de la gangrène nous avons rempli quelques indications thérapeutiques qui ressortissaient en même temps à l'état général et à l'état local. Pour soutenir les forces, nous avons utilisé le quinquina et une alimentation réparatrice sous un petit volume. Diverses préparations opiacées et le chloral nous ont permis d'obtenir un peu de repos et de diminuer les douleurs.

Les deux membres ont été enveloppés dans une couche épaisse d'ouate destinée à empêcher autant que possible la déperdition du calorique, et dès que l'odeur de la partie gangrénée est devenue gênante, nous avons fait arroser le pansement avec une solution phéniquée.

Aujourd'hui la température ne dépasse pas 38°,5 ; depuis plusieurs jours, l'appétit est revenu, la fièvre est modérée la langue est naturelle, la diarrhée nulle ou presque nulle; il existe, il est vrai, une petite eschare dans la région sacrée, mais la malade n'est pas dans un état d'émaciation très-prononcé, elle paraît avoir encore une certaine force de résistance, son moral est excellent et elle conserve encore l'espoir d'une prochaine guérison. Convient-il, dans ces conditions, de l'abandonner aux seuls efforts de la nature ?

M. Gosselin ne le pense pas et nous ne saurions mieux faire que d'accepter un avis aussi compétent et éclairé. La partie gangrénée est nettement limitée; dans quelques jours d'ici elle va se détacher par lambeaux; mais son élimination complète demanderait un temps considérable ; attendre patiemment cette élimination serait condamner la malade à une mort certaine.

Leçon du 8 avril.— Notre malade a été opérée le 6; soumise à l'éthérisation, elle s'est endormie très-rapidement sans passer par la période d'excitation et pendant l'amputation une partie du diagnostic a été confirmée.

En effet, la section des vaisseaux n'a donné lieu qu'à un écoulement de sang très-faible, bien que la compression n'ait pas été pratiquée. L'artère fémorale oblitérée par un caillot ne laissait sortir aucune goutte de sang.

Je vais mettre aujourd'hui sous vos yeux la partie du membre atteinte de sphacèle et sur cette pièce, parfaitement disséquée par MM. Boudet et Dupérié, vous pourrez reconnaître quelques particularités fort instructives.

Au niveau du mollet et à la partie antérieure de la jambe la peau est desséchée, flasque, ridée. A l'incision des téguments on a trouvé la partie profonde du membre occupée par une sorte de cavité anfractueuse ayant de 8 à 10 centimètres de longueur et s'étendant du creux poplité jusqu'au tiers supérieur de la jambe. Cette poche contenait une bouillie de couleur chocolat au-dessus de laquelle surnageait une substance oléagineuse.

En haut et en arrière, on retrouve une faible portion des jumeaux et du soléaire, en avant une portion des muscles de la région jambière antérieure et des péroniers latéraux. En bas et en arrière, on voit les moignons musculaires de tous les muscles de la région postérieure de la jambe et en avant on observe une disposition analogue; d'ailleurs cette vaste cavité anfractueuse sans membrane limitante est divisée en deux parties qui communiquent largement par une vaste perforation de l'espace interosseux ; elle est traversée par les deux os de la jambe qui, à ce niveau seulement, ont perdu presque complétement leur revêtement périostique. Il est facile de voir que la formation de ce clapier est due au ramollissement qui prépare la séparation complète de la partie mortifiée. En effet, les portions de muscles situées au-dessous du foyer sont imbibées d'une sérosité infecte gangréneuse, celles qui sont situées au-dessus sont jaunâtres, dures et probablement enflammées. La ligne de démarcation entre les parties qui étaient vivantes et les parties sphacélées pourrait être représentée par une sorte de plan oblique sur le trajet duquel tous les tissus sont atteints d'un travail particulier tendant à séparer les parties gangrenées. Les nerfs, notamment, sont tuméfiés et offrent une sorte de bouton au-dessous duquel le cordon s'est aplati; quelques-uns sont même déjà coupés. Il en est de même de quelques veines. L'artère fémorale et la poplitée forment un cordon dur, résistant, jusqu'au niveau de l'articulaire inférieure interne. En pressant un peu sur la fémorale, on en fait cependant sortir un peu de sang et, sur des coupes de ces artères, on voit que l'obturation n'est pas complète. Les caillots sont blanchâtres ou rosés, et les parois artérielles paraissent tout à fait saines. A partir de l'articulaire inférieure interne, la poplitée est tout à fait libre et il en est de même de toutes les branches qui en naissent. Vers la partie inférieure du clapier qui occupe toute l'épaisseur de la jambe et environ à 12 centimètres de la limite supérieure de la gangrène toutes les branches artérielles changent d'aspect. Elles sont aplaties, filiformes, à peine distinctes des veines voisines, et on peut les poursuivre jusque dans le pied sans rencontrer d'autres particularités. Les veines sont vides et filiformes jusqu'à la limite supérieure de la gangrène et, à partir de ce point jusqu'à la surface amputée, elles sont remplies par des caillots noirâtres qui les distendent légèrement.

En résumé dans cette pièce anatomique les vaisseaux des parties gangrénées sont vides, c'est-à-dire dans un état différent de celui qui existe dans les cas ordinaires de gangrène sèche.

HAYEM.   5

Je viens de vous dire, en effet, que cette gangrène se produit habituellement par arrêt complet dans le cours du sang et qu'en général les artères correspondantes sont oblitérées. Ici les caillots de la crurale et de la poplitée n'occupent pas toute la lumière du vaisseau et ils s'arrêtent au-dessus de la partie sphacélée.

Cette particularité a été notée déjà dans d'autres observations; mais il ne faudrait pas en tirer trop rapidement une conclusion ; car il peut se faire que cette exception à la règle ne soit qu'apparente.

L'état de vacuité complète des artères et des veines dans toute la partie mortifiée, l'aplatissement et le resserrement de ces vaisseaux montrent, en effet, que la circulation a été complétement abolie dans tout le segment du membre atteint. Par quel procédé cet arrêt du sang s'est-il produit, quelle a été la cause de l'empêchement au rétablissement de la circulation collatérale ou au passage du sang des capillaires dans les veines ?

L'examen de cette pièce anatomique ne nous renseigne pas suffisamment à cet égard ; mais dans l'état désespéré où se trouve aujourd'hui la malade nous aurons bientôt, je le crains, d'autres renseignements sur cette question.

CINQUIÈME LEÇON.

De la gangrène sèche dans la fièvre typhoïde (suite) (1)

SOMMAIRE. — Suite de notre observation clinique : affaiblissement rapide de
la malade. — Aggravation des phénomènes cardiaques qui, jusque-là,
étaient restés peu intenses.
— Relation de l'autopsie : lésions intestinales peu marquées. — Myocardite extrêmement intense et déjà ancienne. — Caillots actifs, volumineux,
libres ou à peine adhérents, accumulés au sommet du ventricule gauche.
— Oblitération complète de la partie inférieure de l'aorte. — Oblitération
des artères iliaques primitives, externes et internes ; des crurales. — État
légèrement scléreux ou athéromateux des artères en quelques points.
Infarctus viscéraux : rate ; — reins ; — vessie.
Etude de ces lésions et de leur enchaînement; détails histologiques sur la
myocardite et les caillots du cœur. — Rareté des caillots pariétaux du
ventricule gauche. — Ces caillots produisent facilement des embolies.
Appréciation des caractères assignés aux lésions emboliques ; caractères tirés
de ces lésions elles-mêmes ; caractères tirés de l'état des vaisseaux et de
la structure des caillots. — Difficultés qu'on peut rencontrer dans bon
nombre de cas et qui existent dans le cas actuel. — Arguments en faveur
de l'origine embolique des infarctus et de la gangrène.
— Conclusion. — Parmi les accidents dus aux altérations du cœur dans la
fièvre typhoïde, il faut ranger la gangrène sèche par embolies, et les infarctus viscéraux. — C'est ainsi que ces deux dernières leçons se rattachent à l'étude des manifestations cardiaques de la fièvre typhoïde.
— Appendice. — L'examen histologique fait sur les pièces durcies, à l'aide
de coupes méthodiques, confirme l'interprétation énoncée dans cette leçon.

Messieurs,

La malade atteinte de gangrène a succombé avant-hier,
malgré l'amputation faite le 6.

Voici les phénomènes qu'elle a présentés dans le service
de M. Gosselin ; je vous les expose d'après les notes que
M. Ozenne a bien voulu me transmettre.

Après l'amputation, la plaie pansée avec des compresses
imbibées d'eau phéniquée, a offert d'abord un bon aspect ;
puis, dans les trois derniers jours, elle est devenue grisâtre
et elle a donné lieu à une suppuration un peu fétide.

(1) Leçon faite le 15 avril.

L'état général a été assez rapidement en s'aggravant. La température de 39° à 39°,2 avant l'opération a oscillé après entre 39 et 39°,6. La fièvre a donc peu augmenté, mais le pouls est devenu plus rapide ; on a compté de 120 à 136 puls., puis de 140 à 152.

Les phénomènes nerveux ont acquis une intensité considérable; la malade était d'une excitabilité extrême ; l'hyperesthésie cutanée, d'abord limitée aux membres inférieurs, s'était étendue le 8 avril à toute la surface du corps, et le moindre attouchement ou même simplement la vue des instruments de pansement faisait pleurer la malade ou lui arrachait des cris. Dans la jambe droite, elle ressentait constamment des douleurs spontanées plus ou moins vives et elle avait du délire et de l'agitation la nuit. La diarrhée qui avait presque complétement disparu, devint plus abondante.

Du côté du cœur, les signes que nous avons constatés pendant le séjour de la malade dans notre salle persistèrent. On entendait toujours au premier temps un souffle d'une intensité variable, et M. Ozenne en a placé le maximum à la base.

Le 10 avril l'état de la malade était des plus graves. Les battements cardiaques, restés assez nets jusque-là, devinrent faibles ; le pouls était petit, dépressible, irrégulier, et le souffle cardiaque, paraissait plus intense. De plus, la respiration jusque-là assez libre était très-rapide. Cet état ne fit que s'aggraver les jours suivants, et la malade succomba dans la nuit du 12 au 13.

Messieurs, en regard des hypothèses faites pendant la vie, à l'occasion de ce cas si intéressant, nous pouvons maintenant placer les résultats de l'examen nécroscopique.

Vous verrez que l'autopsie, cette partie complémentaire de l'observation clinique, malgré les faits matériels qui la composent, n'est pas toujours elle-même d'une interprétation facile.

Je ne veux pas insister sur ce point; je vous préviens néanmoins, qu'après l'étude des lésions considérées en elles-mêmes, nous aurons encore à rechercher quel a été leur mode d'évolution, leur enchaînement, et cette partie de notre tâche nécessitera toute votre attention.

Les organes ont pu être conservés depuis hier sans se putréfier; examinons-les ensemble. Voici, tout d'abord, l'intestin. Les plaques de Peyer ne sont pas ulcérées et on y chercherait en vain les traces d'un travail de cicatrisation. Mais, vers la fin de l'intestin grêle et dans le voisinage de la valvule iléo-cœcale, quelques-unes d'entre elles présentent un aspect chagriné. Les points saillants sont creusés d'une dépression cupuliforme, de couleur brunâtre, qui atteste la présence de pigment sanguin; de plus, un grand nombre de follicules isolés sont gonflés et se présentent sous la forme de grains blanchâtres qui constituent cette sorte d'éruption particulière désignée sous le nom de psorentérie.

- Les ganglions mésentériques sont un peu tuméfiés.

Du côté du cœur, nous trouvons des lésions d'une importance extrême. Le péricarde contient un peu de sérosité citrine, mais c'est là une lésion qui se produit probablement dans les dernières heures de la vie, toutes les fois que la circulation cardio-pulmonaire a été gênée pendant quelque temps. Le cœur est d'un petit volume; il n'est recouvert d'aucun exsudat. En ouvrant ses cavités, on n'a trouvé dans les oreillettes que du sang liquide; mais le ventricule gauche était presque complétement rempli par des caillots volumineux qui ont été laissés en place. Le plus important de ces caillots a la grosseur d'une grosse noisette; il était situé vers le sommet de la cavité et paraissait libre de toute adhérence; toutefois, il est possible que, lors de l'ouverture de l'organe avec les ciseaux, on ait détaché son pédicule. Les autres caillots, au nombre de 5 ou 6, sont encore retenus en place par de faibles tractus fibrineux, enchevêtrés dans les colonnes charnues de la pointe. Il suffit de la plus légère traction pour les rendre libres, et l'on voit qu'au-dessous d'eux plusieurs des espaces limités par les colonnes sont remplis de petites masses fibrineuses irrégulières.

Les fibres musculaires du cœur sont décolorées, d'une teinte feuille morte; et au niveau du ventricule gauche

particulièrement vers le sommet où les caillots sont accumulés, on remarque sur la surface des coupes deux couches distinctes : l'une externe, d'une couleur pâle, jaunâtre,
un peu rosée, et l'autre interne, sous-endocardique, d'une
couleur rouge foncé. Cette dernière couche est plus molle,
plus grenue, plus friable que la sous-péricardique ; elle a de
2 à 3 millimètres d'épaisseur.

Ces caractères correspondent très-certainement à une
altération profonde des fibres musculaires. Nous pouvons
affirmer qu'il existe ici une myocardite, lésion que je vous
ai décrite dans mes leçons sur les manifestations cardiaques
de la fièvre typhoïde. Si nous examinons maintenant les
caillots contenus dans le ventricule, nous voyons qu'ils sont
arrondis, d'un blanc-jaunâtre à leur surface, inégaux, et
qu'ils conservent l'empreinte des colonnes charnues qui
ont dû les comprimer longtemps. Lorsqu'on les incise, on
voit qu'ils sont formés de couches stratifiées, blanchâtres
et l'on trouve à l'intérieur des deux plus gros, une sorte de
cavité qui a dû contenir, à un certain moment, une matière
caséeuse ou semi-liquide ; sur le plus volumineux, cette
cavité est déchirée et paraît s'être vidée pendant la vie.

Dans les artères, nous voyons des oblitérations très-
étendues. L'aorte est obturée par un caillot qui s'étend depuis sa bifurcation jusqu'au-dessus de l'origine de la mé-
sentérique inférieure. Cette coagulation se poursuit par en
bas dans les deux iliaques primitives, les deux iliaques
externes, les deux hypogastriques, puis dans les crurales.
A droite, la coagulation s'arrête à 4 ou 5 centimètres au-
dessus de la fémorale profonde ; à gauche, elle descend au-
dessous de la fémorale profonde et s'arrête à quelques centimètres au-dessus du point où l'amputation a eu lieu.

Toutes les branches qui naissent de ces artères oblitérées, notamment l'hypogastrique à droite et à gauche, la
crurale profonde à gauche seulement, sont également oblitérées par des caillots ; mais ceux-ci ne dépassent pas leur
première bifurcation.

Je fais maintenant une section transversale de l'aorte à
cinq centimètres environ au-dessus de sa bifurcation, et

vous pouvez voir que le caillot qu'elle contient l'oblitère complétement à ce niveau ; il se compose de deux parties bien distinctes, une partie centrale, molle, qui se détache facilement, et une partie périphérique, très-dure, formée de couches concentriques et offrant l'aspect et la coloration de la pulpe du marron d'Inde.

L'artère fémorale gauche, également sectionnée, vous montre un caillot de même nature ; toutefois, entre la partie périphérique de ce caillot et la paroi artérielle, on voit une ligne rosée qui semble indiquer que l'obturation n'est pas parfaite et qu'un peu de sang pouvait encore passer entre le caillot et la paroi. En outre, la paroi artérielle est un peu épaissie, et nous pouvons admettre qu'il existe en ce point un peu d'endartérite.

D'ailleurs, malgré l'âge peu avancé de la malade, l'aorte, fendue dans toute sa longueur jusqu'à l'endroit oblitéré, contient de nombreuses taches d'un blanc-jaunâtre indiquant une endartérite scléreuse disséminée, déjà un peu ancienne. L'aorte abdominale est la partie la plus altérée ; sur les plaques jaunes transversales qu'on y trouve, on aperçoit déjà de petites fissures athéromateuses.

La rate nous offre également des altérations importantes. Le volume de l'organe est augmenté d'une manière très-notable ; à sa surface, on trouve des plaques dures, saillantes, entourées d'un tissu légèrement ecchymosé.

En incisant ces masses jaunâtres, on voit qu'elles ont une forme conique, à sommet dirigé vers le hile de l'organe; elles sont dures, friables, grenues, jaunâtres, et tout autour d'elles le tissu splénique est légèrement ramolli. Ce sont là des infarctus causés par l'oblitération des artères correspondantes.

Le rein droit est détruit en grande partie, il est volumineux et sur la coupe il présente une série de foyers ramollis, coniques, se confondant en partie et ne laissant entre eux que des ponts de substance saine qui représentent à peine le 5° de l'organe. Ce sont également des infarctus, mais ils sont convertis en un tissu nécrosé infiltré d'un pus fétide.

Le plus volumineux de ces infarctus est constitué par une poche que limite en dehors la capsule fibreuse épaissie, et dans la cavité de laquelle on trouve des débris de tissu rénal flottant dans une bouillie jaunâtre.

Dans le rein gauche, on ne trouve pas les mêmes lésions, mais on voit à la surface des plaques irrégulières, jaunâtres, déprimées, qui répondent à la coupe à des portions jaunes ou décolorées. Ce sont des infarctus fibrineux, non suppurés ; on en compte 5 ou 6 disséminés au milieu d'un tissu un peu pâle, mais qui paraît sain.

L'artère rénale droite semble complétement oblitérée] par un caillot qui commence un peu avant sa bifurcation et se prolonge dans les deux branches qui en partent ; la capsule du rein contient des artérioles dilatées qui proviennent probablement des artères capsulaires inférieures. A gauche, on ne voit pas d'oblitération dans les branches visibles à l'œil nu.

Dans la vessie, il existe une petite plaque de coloration jaunâtre, épaisse d'environ un demi-millimètre, et qui fait corps avec la muqueuse. Cette lésion présente aussi tous les caractères d'un infarctus.

L'autopsie n'a rien montré de particulier dans le cerveau. Quant aux poumons, ils n'offrent pas d'autres altérations que celles qui se rapportent à la congestion hypostatique.

— En rapprochant les lésions révélées par cette autopsie de celles qui existaient dans la jambe amputée, nous aurons l'ensemble de tous les renseignements que peut nous fournir l'anatomie pathologique.

Cet ensemble est complexe, mais ces lésions multiples qui frappent un grand nombre d'organes ne sont certainement pas le résultat de coïncidences fortuites. Elles sont soumises à une loi; elles sont la conséquence d'un certain enchaînement que l'anatomie pathologique doit faire découvrir. Et, lorsque le travail de l'anatomiste est guidé par l'observation clinique, le médecin possède alors tous les éléments à l'aide desquels il peut chercher à reconstruire l'évolution organique de la maladie et de ses complications.

Notre diagnostic de fièvre typhoïde n'a pas eu sa preuve anatomique incontestable ; nous pouvions nous y attendre. La malade est morte, en effet, le 54ᵉ jour de sa maladie, et par conséquent à une époque où les lésions intestinales sont réparées, surtout lorsqu'elles n'ont pas été très-profondes. Mais, sur ce point, il ne doit vous rester depuis longtemps aucun doute ; les symptômes observés pendant la vie ne permettent pas d'en avoir.

L'organe le plus altéré est le cœur. Nons y trouvons tous les caractères de la myocardite et d'une myocardite déjà ancienne et très-accentuée. Pour en prendre une idée exacte, j'ai fait immédiatement quelques préparations histologiques. Il serait difficile de trouver, en cas semblables, des altérations plus manifestes. Le tissu charnu du cœur est un des plus altérés que j'aie rencontré jusqu'à présent.

Les fibres musculaires sont presque toutes atrophiées ; un grand nombre d'entre elles ont subi dans une partie de leur étendue ou dans toute leur longueur une métamorphose graisseuse très-avancée. Dans les points les plus malades les stries ont disparu et sont remplacées par des séries de granulations graisseuses, arrondies ou simulant une virgule. D'autres fibres sont transformées en matière vitreuse, et, dans les points où les stries persistent, on voit un état trouble, finement granuleux, et une multiplication des noyaux musculaires. Le tissu interstitiel est rempli d'un exsudat amorphe ou granuleux ; il contient de plus un nombre considérable de cellules arrondies ou irrégulières. Ces altérations sont inégalement réparties dans l'épaisseur de la paroi, et les couches internes, ainsi qu'on pouvait déjà le prévoir par l'examen à l'œil nu, sont de beaucoup les plus altérées. Dans les préparations qui contiennent des fragments du tissu sous-endocardique, on trouve des amas de matière granuleuse et une quantité insolite de tissu élastique.

Les caillots jaunâtres du ventricule gauche se sont formés pendant la vie. C'est là un point sur lequel vous ne sauriez avoir aucun doute. Ils diffèrent de la manière la plus nette, la plus évidente, des caillots agoniques ou *post-mortem*. Sans revenir sur leur description, remarquez que tous les caractères tirés de leur forme, des irrégularités de leur surface, de leur coloration, de leur structure en couches irrégulièrement stratifiées, de la présence d'un ramollissement kystiforme dans leur partie centrale, que tous ces caractères, dis-je, sont, sans exception, ceux des caillots d'origine déjà ancienne. Leur aspect est celui des caillots dits fibrineux ; cependant, au microscope, ils sont composés presque exclusivement de globules blancs et de matière amorphe granuleuse ou granulo-graisseuse, qui provient sans doute de l'altération de ces éléments, car c'est dans les couches anciennes et dans les points ramollis que cette matière abonde surtout; les couches périphériques sont formées presque exclusivement de globules blancs ; on y distingue cependant, en les dilacérant, quelques filaments fibrineux.

La formation de caillots pariétaux dans le ventricule gauche est un fait anatomique rare. On ne l'observe guère que dans les anévrysmes partiels du cœur et dans certains cas d'endocardite chronique ; il ne me paraît pas avoir été noté dans la fièvre typhoïde.

Pour ma part, je n'ai encore rencontré qu'un seul exemple de caillots pariétaux du ventricule gauche. Il s'agissait d'un cas de phthisie pulmonaire. Sur le dessin que je mets sous vos yeux, vous pourrez voir comment les caillots étaient disposés. A l'intérieur du ventricule gauche, on trouvait trois énormes masses d'apparence fibrineuse qui adhéraient fortement aux colonnes charnues. Le plus volumineux et le plus décoloré de ces caillots siégeait près de la pointe et, au-dessous de lui, l'endocarde était épaissi et blanchâtre.

Ces caillots étaient kystiformes, et l'un d'eux, en se vidant, avait donné naissance à des lésions emboliques des reins qui ressemblaient complétement à de petits abcès métastatiques.

Dans la plupart des autres observations de caillots ventriculaires, il s'est de même produit des embolies multiples, et cela souvent dans un grand nombre d'organes. Il n'existe pas d'ailleurs de condition plus éminemment favorable à la production de ces embolies, soit que les caillots faiblement adhérents aux parois ventriculaires se laissent entraîner par le courant sanguin, soit que, constamment froissés par la contraction ventriculaire, ils se fragmentent, s'émiettent, soit enfin que, malgré leur adhérence solide, comme chez le phthisique dont je viens de vous parler, ils subissent un travail de ramollissement qui détermine le mélange de leur partie centrale avec le sang.

Nous trouvons donc, dans le cas que nous étudions, une source indubitable d'embolies, et ce fait, que nous ne soupçonnions pas pendant la vie, nous oblige à reprendre la discussion que nous avons soulevée à propos de la gangrène.

Outre la possibilité d'embolies, nous avons sous les yeux des infarctus multiples. Faut-il en conclure que ces infarctus sont indubitablement le résultat d'embolies?

La question, ainsi posée, paraît simple; mais elle ne l'est pourtant pas en réalité. Si, au lieu d'affirmer que les lésions sont de nature embolique par la seule raison qu'il existe des caillots dans le cœur, on cherche quelles sont les preuves anatomiques qui établissent l'origine des infarctus, on est fort embarrassé.

Supposez qu'on soutienne ici qu'ils sont dus à des endartérites, qu'ils sont tous le résultat d'un travail local ; que pourrait-on répondre à cette assertion?

En tant qu'infarctus, ces lésions relèvent directement d'une oblitération des vaisseaux. Mais que cette obturation soit due à une embolie ou à une thrombose, l'infarctus a toujours les mêmes caractères. Sa conformation anatomique n'indique rien relativement au mode pathogénique de l'oblitération.

Il n'y a d'exception que pour les infarctus qui sont la conséquence de ce qu'on a désigné assez improprement avec Virchow sous le nom d'embolies spécifiques. On veut dire par là que lorsque les particules qui jouent le rôle de caillots migrateurs ont des propriétés spéciales (et non spécifiques), les infarctus ont également des caractères particuliers. Ainsi, les caillots migrateurs qui partent d'un foyer purulent, produisent des abcès métastatiques ; ceux qui proviennent d'un foyer de gangrène font naître la gangrène.

Dans certaines conditions spéciales, la forme anatomique des lésions répond donc à une origine spéciale aussi. Mais dans les cas où les caillots sont d'ordre commun, comme ici, les infarctus d'origine embolique n'ont pas de traits caractéristiques. On peut même, exceptionnellement il est vrai, rencontrer des infarctus suppurés dans des cas où les caillots migrateurs n'ont rien de pyogénique. C'est là un fait qui est loin de rendre cette question moins obscure, mais qui est positif. Chez le phthisique dont je vous ai parlé tout à l'heure et qui avait d'énormes caillots pariétaux du ventricule gauche, la poussière d'un de ces caillots, qui certes n'était pas constituée par du pus véritable, a déterminé dans les deux reins une véritable pluie d'abcès métastatiques. C'était une sorte d'éruption confluente, formée par des grains jaunes, saillants, entourés d'une légère suffusion sanguine. Chacun de ces grains correspondait à une gouttelette de pus, et les artérioles étaient oblitérées par une matière granuleuse. Vous ne rencontrerez pas autre chose dans certains cas d'infection purulente.

Examinez d'ailleurs la nature des lésions que nous observons dans le cas actuel. Voici dans la rate des infarctus jaunes, dits fibrineux, dans la vessie une plaque jaunâtre de même nature ; de même, un des reins contient des infarctus durs non suppurés, et à côté de ces lésions, vous trouvez, dans l'autre rein, des portions nécrosées qui baignent dans un détritus purulent abondant. Chez le même sujet, on peut donc trouver des infarctus suppurés à côté d'infarctus durs et sans suppuration. Toutefois, dans notre cas, cette disposition complexe n'a pas une signification bien précise.

Les lésions du rein droit sont, en effet, considérables et il est permis d'admettre que l'urine sécrétée par les portions respectées de l'organe a pénétré dans les infarctus et en a déterminé la suppuration.

Il n'en est pas moins vrai qu'en dehors des cas d'infection purulente et d'embolies gangréneuses, vous ne pourrez pas vous appuyer sur la nature des altérations des viscères pour établir l'origine de l'oblitération vasculaire.

Est-ce l'examen des vaisseaux qui vous permettra de faire la distinction qui nous préoccupe ? Ici, vous rencontrerez des difficultés d'un autre ordre et l'examen microscopique le mieux fait sera quelquefois impuissant à les surmonter. Je vais vous les signaler en quelques mots.

L'étude histologique des vaisseaux vous renseigne sur deux points. Elle vous montre d'une part, la structure des caillots et vous permet, d'autre part, d'apprécier l'état des parois artérielles.

Relativement à la structure des caillots, il semble au premier abord qu'il soit permis de supposer que, lorsque des caillots sont d'origine embolique, ils doivent nécessairement avoir la même structure que les caillots d'origine ; que si par exemple les caillots des crurales, de l'aorte, des rénales, etc., proviennent dans notre cas des caillots cardiaques, la structure histologique des premiers sera conforme à celle des derniers.

Cela s'observe dans quelques cas, mais dans quelques-uns seulement, et une simple remarque va vous faire comprendre qu'il ne peut en être toujours ainsi. Supposez que nous retirions des artères oblitérées tous les caillots qu'elles contiennent pour les transporter dans le cœur, la cavité ventriculaire ne serait pas assez grande pour contenir le quart ou même le cinquième de la masse que nous obtiendrions.

Arrêtés en un point quelconque d'une artère, les bouchons migrateurs ne tardent pas à s'entourer d'un caillot secondaire qui complète et étend l'obturation. Dans quelques cas, la matière embolique est perdue, pour ainsi dire, dans un caillot ayant la structure d'une thrombose, et quand cette thrombose a plusieurs centimètres d'étendue, vous pouvez multiplier presque à l'infini le nombre de vos coupes microscopiques, sans arriver à retrouver le caillot migrateur. C'est là un point de recherches fort difficile, et la simple inspection des artères oblitérées recueillis dans notre cas, indique que cette difficulté existe ici à un haut degré.

Au milieu de tant de points obscurs, l'état des vaisseaux

peut souvent fournir des renseignements décisifs. Quand, à côté d'une source d'embolies, on peut noter l'état parfaitement sain de la paroi artérielle, il est clair que l'artérite ne peut plus être invoquée.

Mais les choses ne sont pas toujours aussi simples. L'endartérite est une lésion des plus fréquentes et, de plus, sa production est facile et prompte.

. Il peut alors arriver que les caillots emboliques soient lancés dans des artères primitivement enflammées, ou bien que consécutivement à leur oblitération, ces vaisseaux, d'abord sains, s'altèrent. Dans l'une ou l'autre de ces circonstances, il est clair que la difficulté sera grande ; et elle le sera d'autant plus qu'une endartérite, même légère, suffit à déterminer la coagulation du sang.

Vous comprenez maintenant combien ces questions, malgré les moyens d'investigation que nous possédons, sont délicates à trancher. Mais il est inutile de vous faire remarquer qu'elles sont importantes à débattre, car il n'est pas indifférent de savoir, si dans ce cas de fièvre typhoïde, la mort a été occasionnée par l'altération du cœur ou bien par l'artérite. Or, avant même de faire l'examen microscopique des vaisseaux, je crois pouvoir affirmer qu'il s'agit ici de lésions emboliques et non de thromboses.

Le meilleur argument sur lequel s'appuie cette affirmation c'est la multiplicité des lésions, et leur dissémination dans différents tissus et organes.

Pourquoi supposerions-nous, dans un cas semblable, des artérites disséminées dans un aussi grand nombre de points et sur des branches artérielles si diverses ? Pour quel motif ces artérites disséminées auraient-elles déterminé sur des points si nombreux et si éloignés les uns des autres des coagulations sanguines ? Dans l'artérite nous observons souvent une thrombose dans une branche artérielle plus ou moins enflammée ; il est rare que nous trouvions deux oblitérations éloignées l'une de l'autre ; plus rare encore un grand nombre d'oblitérations sans rapport entre elles.

Enfin, la gangrène de la jambe s'explique mieux dans l'hypothèse d'embolies que dans celle d'une artérite. Vous

vous rappelez que la dissection de la pièce anatomique
nous a fait constater un état particulier des vaisseaux qui
diffère notablement de celui qu'on observe dans les cas
ordinaires de gangrène sèche.

Le membre a été frappé de sphacèle, malgré la vacuité complète des artères terminales correspondantes. Il faut pour
qu'un pareil résultat se soit produit, que la circulation collatérale ait été empêchée par des oblitérations multiples siégeant dans des branches secondaires qui n'ont pas été mises à
nu pendant l'autopsie. C'est là une disposition qui correspond évidemment plutôt à des embolies qu'à l'endartérite.

Du reste, vous avez sous les yeux d'une manière frappante les résultats qu'on obtient expérimentalement en in-
jectant chez les animaux, par le bout central de la carotide, des matières étrangères qui, poussées par le cœur, vont
se bloquer dans certains points d'élection, et ces points
sont précisément ceux qui sont ici altérés. Vous n'ignorez
pas que les expériences faites par MM. Vulpian, Prévost
et Cotard, avec des graines de tabac, ont reproduit chez le
chien des lésions absolument semblables à celles que nous
étudions. Or, nous avons ici dans le cœur des caillots
énormes, nombreux, à peine adhérents, qui restent dans
les mains dès qu'on y touche ; ces caillots ont été poussés
par un nombre incalculable d'ondées sanguines. Quand
trouverez-vous une occasion plus logique d'admettre des
embolies ? Entre deux hypothèses, il ne faut pas hésiter à
choisir la plus simple et si j'ai tant insisté sur ce point, ce
n'est pas que, pour ma part, j'éprouve la moindre hésitation,
mais bien parce que le cas actuel m'a paru se prêter, d'une
manière toute particulière, à mettre en relief les diverses
interprétations qu'on peut émettre dans ces circonstances.

— Nous admettons que les caillots du cœur sont la conséquence de l'inflammation du myocarde. Comment doit-on
comprendre cette particularité ? L'explication serait facile
si l'on avait affaire à une endocardite ; mais comment la
formation de ces caillots peut-elle se rattacher à l'altération des fibres musculaires ?

Plusieurs hypothèses se présentent pour donner la raison de ce phénomène. Et d'abord dans le cas actuel l'endocarde habituellement respecté dans la myocardite, était altéré, e, cette particularité est facile à comprendre puisque cet sont les couches internes du myocarde qui ont subi la plus grande altération. En second lieu la myocardite détermine toujours, je vous l'ai dit, un certain affaiblissement des contractions cardiaques ; enfin, le sang lui-même, dans la fièvre typhoïde, est profondément modifié. Nous trouvons donc trois ordres de causes qui ont pu dans ce cas agir simultanément ; l'altération de l'endocarde a sollicité la coagulation du sang ; d'un autre côté, les mouvements cardiaques s'affaiblissant, le sang avait de la tendance à stagner entre les colonnes charnues ; enfin, à cause même de son altération particulière, ce liquide offrait probablement une plus grande facilité à se coaguler.

. En résumé, c'est sous l'influence de la myocardite que se sont formés les caillots du ventricule gauche. Ces caillots, composés de fibrine et de globules blancs, toujours battus par l'ondée sanguine, toujours froissés par les contractions du cœur, ont donné naissance à des embolies ; et ces embolies, chassées dans l'aorte, ont été se bloquer dans un grand nombre d'artères ; d'où les infarctus nombreux de la rate, des reins, de la vessie et la gangrène des membres inférieurs.

Cette gangrène qui correspond dans les membres aux infarctus des viscères, vous montre, une fois de plus, l'importance de l'intervention de l'air dans les processus gangréneux ; elle établit, en outre, la légitimité des rapprochements qui ont été faits entre ces diverses lésions.

— Messieurs, l'étude de ce cas remarquable d'embolies multiples partant du cœur, peut être regardée comme le complément de nos précédentes leçons sur la myocardite de la fièvre typhoïde. Les accidents multiples, en quelque sorte périphériques, qui se sont produits chez notre malade, sont des conséquences, nouvelles pour nous, de l'inflammation du cœur, conséquences qu'il faut ajouter à celles qui nous ont jusqu'à présent occupé.

Eclairé par l'autopsie, nous n'avons pas hésité à reconnaître l'erreur d'interprétation que nous avons commise pendant la vie, erreur, à coup sûr, bien excusable, et qui rend notre observation particulièrement instructive.

Mais pour tirer de cette observation tout le parti possible, nous devons nous demander, en terminant, si cette erreur était inévitable ; s'il n'existait pas certains signes dont la valeur nous a échappé et qui aurait pu nous faire soupçonner l'existence d'embolies multiples. Nous sommes ainsi conduit à faire un retour en arrière ; à examiner de nouveau, à cet égard, tous les détails de notre fait clinique.

La myocardite qui a été le point de départ des accidents mortels, a pu être diagnostiquée. Dans mes précédentes leçons, je vous ai indiqué quels sont les signes qui servent à la reconnaître. Mais cette myocardite était plus développée que nous ne le pensions. A lui seul, le fait actuel suffirait à établir que, dans la fièvre typhoïde, la lésion du muscle cardiaque peut. être très-profonde sans que les signes physiques et fonctionnels soient très-accentués. Cette particularité, d'ailleurs, ne peut pas vous étonner, car, vous le savez, ce sont les lésions des orifices qui donnent naissance aux signes stéthoscopiques le plus faciles à saisir. Elle ne diminue en rien la valeur de l'examen du cœur dans la fièvre typhoïde.

Vous devez, au contraire, en conclure que cet examen ne saurait être fait avec trop de soin et que, lorsqu'il annonce l'existence d'une myocardite, les malades courent des dangers multiples, alors même que la fièvre typhoïde, ainsi que j'ai déjà eu l'occasion de vous le dire, ne dépasse pas une intensité moyenne.

Si cette myocardite a donné lieu, pendant la vie, à quelques signes particuliers, il n'en a pas été de même de la formation des caillots ventriculaires pariétaux. Rien n'est venu attirer notre attention sur la possibilité de cette complication. C'est, du reste, la règle en pareil cas, et ce n'est

guère qu'à l'autopsie qu'on découvre ces coagulations sanguines. Comme elles siégent ordinairement vers la pointe
de l'organe et n'ont que des rapports éloignés avec les orifices, elles gênent peu les contractions du cœur et ne produisent que rarement des bruits anomaux.

Après avoir reconnu pendant la vie l'oblitération des artères et soupçonné même l'étendue considérable de cette
oblitération, j'ai donc dû vous montrer qu'en l'absence de
signes particuliers du côté du cœur, il n'y avait pas de
raisons suffisantes pour admettre l'hypothèse d'embolies.
Mais notre raisonnement était incomplet et, outre les signes de cardiopathie, nous aurions dû rechercher encore
les phénomènes capables de révéler l'existence d'infarctus
viscéraux.

Dans la grande majorité des cas, ces lésions viscérales
échappent complétement au diagnostic; ce sont presque
toujours de véritables trouvailles d'amphithéâtre. Mais
précisément chez notre malade, il s'est produit un certain
nombre de symptômes qui, dans l'espèce, avaient une
réelle importance.

Vous vous rappelez que vers l'époque de la convalescence, la température, après avoir notablement baissé, a
subi tout à coup une élévation notable. On peut penser actuellement que cette exacerbation était due à la suppuration
des infarctus du rein ; mais c'est là toutefois une supposition discutable. Il n'en est pas de même des phénomènes suivants dont l'interprétation ne me paraît pas
douteuse.

Le premier de ces phénomènes a consisté dans l'apparition de douleurs très-vives, siégeant profondément dans
l'abdomen. Ces douleurs se sont montrées à une époque
où tous les symptômes abdominaux de la fièvre typhoïde
avaient cessé, et quand la gangrène existait déjà depuis
plusieurs jours. Elles étaient tantôt sourdes, tantôt lancinantes et plus violentes à droite qu'à gauche.

La palpation de l'abdomen les exagérait notablement et,
pour les calmer, nous avons dû plusieurs fois prescrire des
cataplasmes laudanisés.

Outre ces douleurs, l'urine a offert pendant plusieurs jours une odeur fétide, repoussante, qui a été remarquée par la malade. Evidemment nous avions là les signes d'une néphrite, et si l'urine avait été recueillie jour par jour et examinée avec soin, il est fort probable qu'on y aurait constaté des décharges purulentes provenant de l'uretère droit que vous voyez ici plein de pus. Malheureusement la malade était devenue gâteuse et cet examen a été impossible. Remarquez, toutefois, que ces signes de néphrite suppurée sont tout-à-fait particuliers au cas présent; ils sont en rapport avec les altérations énormes et insolites du rein droit et presque invariablement, je vous le répète, les infarctus viscéraux restent latents; vous rechercheriez en vain les éléments de leur diagnostic. Je tenais, cependant, à vous signaler ces dernières particularités, de façon à ne rien omettre dans l'analyse de ce fait clinique qui me paraît fort instructif.

APPENDICE

Les diverses pièces anatomiques, recueillies dans ce cas de gangrène typhoïde, ont été de ma part l'objet d'un examen microscopique minutieux.

La relation succincte des principaux résultats que nous avons obtenus servira de complément aux leçons précédentes.

1° *Examen du cœur après durcissement.* — Cette étude confirme et complète celle qui a été faite, à l'état frais, à l'aide de la dilacération. Sur des coupes, comprenant toute l'épaisseur de la paroi ventriculaire, on constate très-nettement les caractères anatomiques d'une myocardite intense, qui acquiert son plus haut développement dans la couche interne sous-jacente à l'endocarde. A ce niveau, dans le tissu interstitiel : exsudat amorphe ou granuleux, plus ou moins abondant suivant les points ; amas de cellules qui ont les unes les caractères de cellules plates gonflées, les autres, ceux de cellules embryonnaires.

Le picro-carmin fait apparaître presque partout une quantité considérable de noyaux, tant dans le tissu interstitiel que dans les fibres elles-mêmes.

Les vaisseaux capillaires des parties internes, voisines de l'endocarde sont extrêmement dilatés et contiennent des globules rouges pressés les uns contre les autres. Dans quelques points on trouve des amas diffus de globules rouges extravasés qui infiltrent le tissu conjonctif.

Ces particularités répondent à cette portion de la paroi du cœur qui était rouge à l'œil nu.

La plupart des fibres musculaires sont atrophiées et cette atrophie est même notable dans les points où les fibres ont conservé leur striation. Les parties les plus altérées forment sur les coupes des sortes de plaques ou îlots irrégulièrement disséminés au niveau desquels les fibres ont subi la dégénérescence vitreuse ou la dégénérescence granulo-graisseuse.

L'endocarde qui répond à ces parties malades et particulièrement aux colonnes de premier ordre est assez fortement altéré. Il est épaissi ; sa couche interne, irrégulièrement tuméfiée, est constituée par plusieurs couches de cellules plates tuméfiées et par quelques cellules embryonnaires. Le tissu conjonctif sous-jacent à cette membrane interne contient une quantité surabondante de fibres élastiques et il est infiltré çà et là par une sorte d'exsudat granuleux.

Dans quelques-uns des plis formés par l'endocarde ainsi altéré, on trouve des fragments de caillots adhérents. Ces petits caillots sont composés presque exclusivement par un grand nombre de globules blancs granuleux, pressés les uns contre les autres.

2° *Examen des caillots cardiaques après durcissement.* — Ces caillots sont constitués sur les coupes par des tractus irrégulièrement concentriques, d'aspect vitreux, se colorant en rouge par le carmin et circonscrivant des espaces arrondis ou des fentes allongées, d'aspect verdâtre.

Les parties rouges sont composées de globules blancs altérés ; celles qui sont devenues verdâtres sous l'influence du liquide de Müller contiennent surtout des globules rouges ; on y voit aussi des globules blancs granuleux, disséminés au milieu des rouges.

Cette structure est celle des caillots dits actifs. A l'aide de la dilacération, on n'y trouve qu'une très-petite quantité de filaments fibrillaires, caractéristiques de la fibrine, et cela seulement dans les couches superficielles.

3° *Examen des artères.* — *Poplitée*. La partie inférieure de cette artère contient un caillot peu volumineux libre, ou à peine adhérent à un point limité de la membrane interne.

Celle-ci est notablement épaissie et atteinte d'endartérite.

Sur les coupes faites en allant successivement de la partie
inférieure de la poplitée à sa partie supérieure, on voit que,
presque partout, la lumière vasculaire est notablement ré-
trécie par l'endartérite. Le caillot n'obstrue que le tiers ou
le quart de cette lumière et, sur quelques coupes, il est ré-
duit à quelques fragments granuleux, inégaux, qui adhèrent
plus ou moins à la paroi interne.

Ce caillot est d'une structure analogue à celle des parties les plus granuleuses des caillots cardiaques.

Il est composé de couches concentiques colorées en rouge par le carmin, et qui laissent entre elles des espaces granuleux. Au centre, il est le siége d'une sorte de ramollissement caséeux, caractérisé par la présence d'une substance
granuleuse dans laquelle on reconnaît encore quelques globules blancs et qui contient des sels calcaires.

Artères iliaques et crurales. — L'artère iliaque primitive gauche contient un caillot volumineux stratifié, nullement adhérent et qui occupe inférieurement une partie seulement de la lumière vasculaire.

Sur les coupes qui se rapprochent de l'aorte, le caillot
devient plus volumineux et adhérent dans une partie de son
étendue; plus haut encore, il oblitère presque complétement
la lumière vasculaire et adhère plus fortement à la membrane interne.

Les mêmes particularités s'observent sur l'artère iliaque
primitive droite, sur les artères iliaques externes et les deux
crurales. Sur un grand nombre de coupes, la lumière de
ces vaisseaux est complétement obstruée.

Aorte. — En l'examinant de haut en bas à partir de sa
bifurcationt on la trouve complétement oblitérée dans
l'étendue de 3ᶜ,5 et presque complétement dans une longueur d'environ 4 centimètres.

Le caillot aortique adhère assez fortement à la membrane interne, sauf çà et là sur certaines coupes, où l'on peut
voir après les manipulations, un petit espace entre le coa-
gulum et la paroi vasculaire.

Dans les préparations de ces dernières artères (iliaques, crurales, aorte) faites en très-grand nombre, on ne trouve que des traces d'endartérite.

Cette inflammation est toujours limitée à de petites portions de la membrane interne et sur plusieurs préparations elle fait totalement défaut.

Les caillots ont presque partout le même aspect et la même structure. Ils sont tous stratifiés et leur partie centrale rappelle complétement la structure des caillots cardiaques. Leur partie périphérique paraît être en général de formation plus récente et plus riche en amas de globules rouges.

Artère rénale droite. — Dans le but de faire contrôler les résultats précédents par M. Pitres, qui s'occupe particulièrement de l'étude des coagulations sanguines, j'ai prié cet observateur de vouloir bien faire quelques coupes des caillots cardiaques et de l'artère rénale droite.

Sur les préparations de M. Pitres comme sur les miennes, le caillot artériel offre une structure analogue à celle du caillot cardiaque. De plus, bien que l'artère rénale soit complétement obstruée, sa paroi est parfaitement saine et l'on ne saurait invoquer ici l'influence d'une endartérite pour expliquer l'obturation.

Cette étude microscopique, qui n'est relatée ici que dans ses traits principaux, vient donc à l'appui des considérations présentées précédemment. Elle permet de rattacher d'une manière décisive la gangrène et les infarctus multiples à des embolies d'origine cardiaque, et les caillots du cœur à une myocardite très-intense, compliquée d'une légère endocardite pariétale.

PUBLICATIONS DU *PROGRÈS MÉDICAL.*

Bourneville. Études cliniques et thermométriques sur les maladies du système nerveux. 1er fascicule : *Hémorrhagie et ramollissement du cerveau.* In-8 de 168 pages, avec 22 figures intercalées dans le texte. 3 fr. 50. — 2° fascicule : *Urémie et Eclampsie puerpérale*; *Epilepsie et hystérie.* In-18 de 160 pages, avec 14 figures : 3 fr.

Charcot (J.-M.) Leçons sur les maladies du système nerveux faites à l'hospice de la Salpétrière, recueillies par Bourneville. II° série. 1er fascicule : *Des anomalies de l'ataxie locomotrice*; in-8 de 72 pages avec 5 figures dans le texte et une planche en chromo-lithographie, 2 fr., pour les abonnés du *Progrès médical*, 1 fr. 15 c. franco. — 2° fascicule : *De la compression lente de la moelle épinière*; in-8° de 72 pages avec deux planches en chromo-lithographie et deux figures dans le texte : 2 fr. 25; pour les abonnés du *Progrès médical* : 1 fr. 25. — 3° fascicule : *Des amyotrophies*; in-8° de 112 pages avec 13 figures dans le texte et 2 planches, 4 fr.; pour nos abonnés, 2 fr. 50 c. — Les trois fascicules, 8 fr.; pour nos abonnés, 4 fr. 75, *franco.*

Dransart (H. N.). Contribution à l'anatomie et à la physiologie pathologiques des tumeurs urineuses et des abcès urineux. In-8° de 32 pages avec 1 fig. 60 cent.

Du Basty. Des incidents produits par la piqûre des hyménoptères porte-aiguillon, grand in-8° de 44 pages, 1 fr. 25 — Pour les abonnés du *Progrès :* 0 fr. 80 cent. *franco.*

Dupuy (L. M.). Etude sur quelque lésions du mésentère dans les hernies. In-8° de 16 pages. 50 cent.

Ferrier. — Recherches expérimentales sur la physiologie et la pathologie cérébrales. Traduction avec l'autorisation de l'auteur par H. Duret. In-8° de 80 pages. 2 fr. Pour les abonnés du *Progrès*, 1 fr. 25, *franco.*

Marsat. Des usages thérapeutiques du nitrite d'amyle, in-8° de 48 pages, 1 fr. 25. — Pour les abonnés du *Progrès :* 0 fr. 80 cent. *franco.*

Onimus. — Des applications chirurgicales de l'électricité. Leçons recueillies par Bonnefoy. In-8° de 16 p. avec 4 fig. 60 cent.

Peltier (G.). De la triméthylamine et de son usage dans le traitement du rhumatisme articulaire aigu. In-8° de 34 pages, 90 centimes.

Thaon (L.) — Recherches cliniques et anatomo-pathologiques sur la tuberculose; in-8° de 104 pages avec deux planches en chromo-lithographie. 3 fr. 50. Pour nos abonnés : 2 fr. 50, *franco.*

VERSAILLES. — IMPRIMERIE CERF ET FILS, 59, RUE DU PLESSIS.

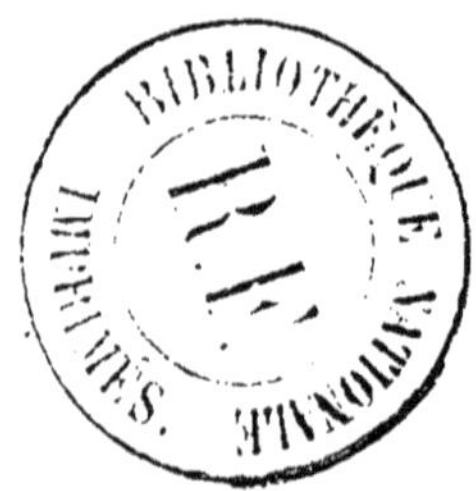